通识教材

WEICHANGBINGXUE

胃肠病学

主　编　郅　敏
副主编　张　敏　刘　涛

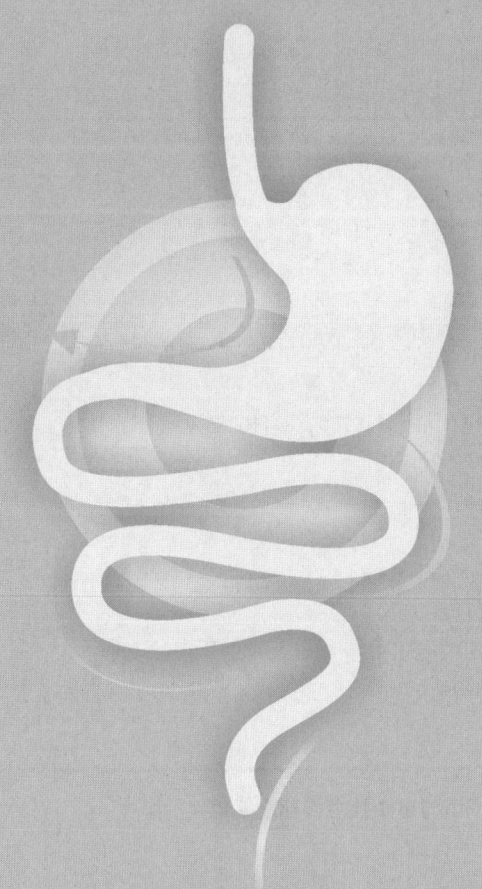

中山大学出版社

·广州·

版权所有　翻印必究

图书在版编目（CIP）数据

胃肠病学/郐敏主编；张敏，刘涛副主编. – –广州：中山大学出版社，2025.6.
ISBN 978 – 7 – 306 – 08504 – 7

Ⅰ. R57

中国国家版本馆 CIP 数据核字第 2025KJ9327 号

出 版 人：王天琪
策划编辑：曾育林
责任编辑：曾育林
封面设计：曾　斌
责任校对：陈书坤　徐平华
责任技编：靳晓虹
出版发行：中山大学出版社
电　　话：编辑部 020 – 84113349，84110776，84111997，84110779，84110283
　　　　　发行部 020 – 84111998，84111981，84111160
地　　址：广州市新港西路 135 号
邮　　编：510275　　传　　真：020 – 84036565
网　　址：http://www.zsup.com.cn　E-mail：zdcbs@ mail.sysu.edu.cn
印 刷 者：广州市友盛彩印有限公司
规　　格：787mm×1092mm　1/16　7.25 印张　163 千字
版次印次：2025 年 6 月第 1 版　2025 年 6 月第 1 次印刷
定　　价：38.00 元

如发现本书因印装质量影响阅读，请与出版社发行部联系调换

编 委 会

主　　编：郅　敏
副 主 编：张　敏　刘　涛
参编人员（以姓氏拼音为序）：

陈娇婷　陈晓敏　崔轶桐　邓　钧　蒋捷羽　蓝小琳
梁孟君　林　珏　林　睿　苏　涛　苏　芸　王　伟
吴宏振　吴璐莹　吴美桦　武晖博　谢淑仪　许钊源
杨　洋　姚嘉茵　张霍严　张　淇　赵俊章

前　言

作为一名在医学领域深耕数十载的临床医生和医学教育工作者，我始终坚信，医学知识的普及与传播，和疾病的诊断、治疗同等重要。胃肠道作为人体消化系统的重要组成部分，其健康状况与我们的日常生活紧密相关。然而，受专业知识壁垒的限制，许多人对胃肠道疾病的认识存在诸多误区和盲区。

只有了解胃肠道，掌握常见消化系统及胃肠道疾病的相关知识，我们才能更好地保持胃肠道健康。基于此，我在大学开设了这门面向本科生的通识课程：胃肠病学。令人欣慰的是，该课程受到了学生们的热烈欢迎，也让我感受到了非医学专业学生对医学知识的渴望。这也促使我产生了编写一本通俗易懂的胃肠道疾病通识教材的想法。

本书的编写，在确保科学性和准确性的前提下，用通俗易懂的语言，向读者介绍胃肠道的基本结构和功能，以及常见胃肠道疾病（如便秘、肠易激综合征、胃食管反流病、急性胰腺炎、炎症性肠病等）的病因、症状、诊断、治疗和预防等方面的知识。我们希望借此能够帮助读者建立起对胃肠道的正确认识，消除对胃肠道疾病的恐惧和误解，掌握科学防治胃肠道疾病的方法，从而拥有更加健康的生活。

本书的出版，凝聚了编写团队大量的心血和汗水。我们参考了国内外最新的研究成果和临床指南，并邀请了多位相关领域的专家进行审阅，力求内容准确。同时，我们也十分注重提升本书的可读性，希望能够让读者在轻松愉快的阅读中收获知识。

当然，由于水平和时间有限，书中难免存在疏漏和不足之处，敬请广大读者批评指正。希望本书能够成为读者了解胃肠道疾病的良师益友，为读者的健康保驾护航！

主编　郅敏

2025 年 6 月

目 录

第一章　带你认识人体消化道——总论…………………………………………… 1

第二章　做胃肠镜检查伤身体吗——胃肠镜检查………………………………… 6

第三章　使用公筷，筷筷有爱——幽门螺杆菌…………………………………… 11

第四章　被误诊的哮喘——胃食管反流病………………………………………… 15

第五章　肠上皮化生都是癌吗——胃炎与胃癌…………………………………… 20

第六章　吃药吃到胃出血——消化性溃疡………………………………………… 26

第七章　"大三阳"和"小三阳"——乙肝…………………………………… 32

第八章　吃太多真的会撑死吗——急性胰腺炎…………………………………… 37

第九章　专盯年轻人的绿色癌症——炎症性肠病………………………………… 43

第十章　闻屁识健康——肠道里的气体…………………………………………… 53

第十一章　一考试就拉肚子是病吗——肠易激综合征…………………………… 58

第十二章　变黑了的肠子——便秘………………………………………………… 64

第十三章　息肉是癌的近亲吗——大肠息肉……………………………………… 69

第十四章　结肠息肉会变成癌吗——结直肠息肉与结直肠癌…………………… 74

第十五章　便后滴血都是因为痔——大肠癌……………………………………… 83

第十六章　破解大便里的健康密码——粪便……………………………………… 86

第十七章　致命的肚子痛——急腹症……………………………………………… 90

第十八章　消化道肿瘤会遗传吗——遗传性胃癌………………………………… 95

第十九章　消化道肿瘤会遗传吗——遗传性结直肠癌…………………………… 103

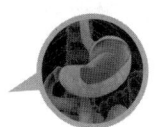

第一章 带你认识人体消化道
——总论

消化系统具有对机体在新陈代谢过程中所需物质进行消化和吸收的功能，为机体的新陈代谢源源不断地提供养料和能量。消化系统的功能是依赖于组成消化系统的多器官密切配合和协调来完成的，一个或多个器官形态和功能异常，就可能导致消化系统疾病。本章将带你认识人体消化道，揭开消化系统的神秘面纱。

一、消化道的解剖结构

消化道是指从口腔到肛门的管道，其各部分的功能不同、形态各异，可分为口腔、咽、食管、胃、小肠（十二指肠、空肠和回肠）和大肠（盲肠、阑尾、结肠、直肠和肛管）。临床上通常把从口腔到十二指肠的这部分管道称为上消化道，空肠以下的部分称为下消化道。

1. 口腔

口腔包括唇、颊、腭、牙齿、舌头以及唾液腺等结构。口腔作为消化道的起始部位，在对食物的摄取以及初步消化方面起到了关键作用。牙齿作为"食物的粉碎机"，是人体内最坚硬的器官，具有咀嚼食物和辅助发音的作用。人的一生先后有两副牙齿，第一副称为乳牙，第二副称为恒牙。平时我们俗称的"六龄齿"，是指在6岁时长出的第一颗恒牙，它标志着进入换牙期。口腔对于味觉的感受是通过另一器官——舌来实现的。舌是位于口腔底部的肌性器官，具有协助咀嚼、吞咽、感受味觉和发音等功能。舌体背面黏膜表面可见许多小突起，称为舌乳头，其中轮廓乳头、菌状乳头、叶状乳头处的黏膜上皮中含有味蕾，为味觉感受器，具有感受酸、甜、苦、辣、咸等味觉的功能。唾液由唾液腺分泌并经过导管排入口腔。唾液腺分为大、小两类：大唾液腺有三对，即腮腺、下颌下腺和舌下腺；小唾液腺如唇腺、颊腺、腭腺和舌腺等。

2. 咽

咽是消化道上端扩大的部分，是消化道与呼吸道的共同通道。咽以腭帆游离缘和会厌上缘平面为界，分为鼻咽、口咽、和喉咽三个部分。鼻咽部的两侧壁上，于下鼻甲后方约1 cm处，各有一咽鼓管咽口，咽腔经此口通过咽鼓管与中耳的鼓室相通。咽鼓管咽口平时是关闭的，当吞咽或用力张口时，空气通过咽鼓管进入鼓室，以维持鼓膜两侧的气压平衡。咽部感染时，细菌可经咽鼓管波及中耳，引发中耳炎。口咽部还有我们所熟知的腭扁桃体，它是淋巴上皮器官，具有防御功能，形状呈椭圆，内侧面朝向咽腔，表面覆以黏膜，并有许多深陷的小凹，称为扁桃体小窝，细菌易在此繁殖，成为感染病灶。

3. 食管

食管是一前后扁平的肌性管状器官，是消化道各部中最狭窄的部分，可分为颈部、胸部和腹部。在食管下端有一功能性高压区域，称为食管下括约肌，其作用是阻止胃内容物进入食管。当其结构损伤时，可引发一种临床常见的疾病——胃食管反流病，典型症状为反酸及烧心。

4. 胃

胃是消化道各部中最膨大的部分，上连食管，下续十二指肠。通常将胃分为四个部分：①胃的近端与食管连接处是胃的入口，称为贲门；贲门附近的部分称为贲门部。②向左上方膨出的部分为胃底。③自胃底向下至角切迹处的中间大部分称为胃体。④胃的远端接续十二指肠处，是胃的出口，称为幽门；胃体下界与幽门之间的部分称为幽门部，临床上也称胃窦。

近年来，全社会都在宣传使用公筷的理念，其目的是预防幽门螺杆菌的交叉感染。幽门螺杆菌定植于胃窦，因其独特的结构及生物特性，能够耐受胃酸的侵蚀，损伤胃黏膜，可引发慢性胃炎、消化性溃疡、胃癌以及胃黏膜相关淋巴瘤等。若出现慢性上腹部疼痛，症状发作与自发缓解交替，多在秋冬和冬春之交发病，尤其是发生在饱餐后的疼痛，应考虑可能是胃溃疡。

5. 小肠

小肠是消化道中最长的一段，成人的小肠长度在 5~7 m，上端起于胃幽门，下端接续盲肠，分为十二指肠、空肠和回肠三个部分。小肠是进行消化吸收的重要器官，并具有某些内分泌的功能。十二指肠因长度相当于十二个横指并列而得名，可分为上部、降部、水平部和升部。它既接受胃液，又接受胰液和胆汁，因此在消化作用上十分重要。若青壮年周期性出现空腹疼痛，进食后缓解，多考虑可能是十二指肠溃疡。空肠、回肠大致对应我们平时所说的"肚子"，位于肚脐周围。空肠和回肠形态结构虽不完全一致，但变化是逐渐过渡的，故两者间无明显界限。一般是将系膜小肠的近侧 2/5 称为空肠，远侧 3/5 称为回肠。从位置上看，空肠常位于左腰区和脐区；回肠多位于脐区、右腹股沟区和盆腔内。

6. 大肠

大肠是消化道的下段，全长约 1.5 m，全程围绕于空肠、回肠的周围，可分为盲肠、阑尾、结肠、直肠和肛管五个部分。在盲肠的开口处有一个结构，称为回盲瓣，其作用是阻止小肠内容物过快地流入大肠，以便食物在小肠内充分消化吸收。阑尾是从盲肠下端后内侧壁向外延伸的一条细管状器官，急性阑尾炎便是此部位发生的炎症，典型临床表现是转移性右下腹疼痛。结肠是介于盲肠与直肠之间的一段大肠，整体呈"M"形，包绕于空肠、回肠周围。结肠分为升结肠、横结肠、降结肠和乙状结肠四个部分。随着人们饮食习惯的改变以及诊断水平的提高，近年来炎症性肠病的发病率和患病率呈上升趋势。炎症性肠病是一组病因尚未阐明的慢性非特异性肠道炎症性疾病，包括溃疡性结肠炎及克罗恩病。溃疡性结肠炎主要累及直肠和乙状结肠，而克罗恩病主要累及末端回肠，患者的临床表现主要为反复发作的腹痛及腹泻。直肠是消化道位于盆腔下部的一段，在临床查体中有一个操作叫直肠指诊。通过这项物理检查（体格检查），可以及早发现肛管癌、直肠癌，约70%的直肠癌可在直肠指诊时被发现。肛管作为消化道的最后一部分，以齿状线为界与直肠区分开来。平时提及的"痔疮"就是以齿状线为界，在齿状线以上的称为内痔，在齿状线以下的称为外痔。痔疮的本质是静脉丛曲张团块，内痔一般柔软无痛，而外痔则质硬有剧痛。

二、消化道的生理功能

1. 消化与吸收

消化系统的主要功能是食物的消化和吸收，消化过程主要依赖消化道的运动和消化液中的各种消化酶。食物通过口腔的咀嚼运动被磨碎，并与口腔黏膜分泌的唾液进行搅拌，唾液中的淀粉酶将淀粉分解为麦芽糖，混合后的食团经吞咽动作和食管蠕动进入胃。胃是消化道中最膨大的部分，具有储存和初步消化食物的功能。胃的运动可以使食团与胃液充分混合、水解并进一步研磨成食糜，还可使食糜逐次、少量地通过幽门进入十二指肠。小肠是食物消化和吸收的主要场所，小肠的运动使食糜与小肠液、胰液和胆汁进行搅拌，有助于消化酶分解食糜中的淀粉、蛋白质和脂肪等营养物质。经过小肠内的机械消化和化学消化后，食物中的碳水化合物被分解成单糖，蛋白质被分解成氨基酸，脂肪被分解成脂肪酸和甘油，这些被分解后的物质透过肠黏膜进入血液和淋巴液。单糖、双糖、甘油、脂肪酸、氨基酸、胆盐、维生素 B_{12} 以及 Na^+、Fe^{2+} 等电解质及等均在小肠内被吸收，小肠的不同肠段对营养物质的吸收速度是不同的。

2. 消化道平滑肌的一般生理特性

消化道的运动是由消化道平滑肌来实现的。在整个消化道内，除了口腔、咽、食管上端和肛门外括约肌外，其余部分都有纵行和环行两层平滑肌。消化道平滑肌的收缩和舒张活动为食物消化提供动力，参与食物的机械消化，并通过食糜与消化液的混合作用来辅助化学消化。消化道平滑肌具有肌肉组织的共同特性，例如兴奋性、传导性和收缩性，也具有自身的特性：①自律性。消化道平滑肌具有固有的自动节律性收缩和舒张特性，即在适宜的环境中，离开神经支配或离体的情况下仍能自动节律性收缩和舒张，这一特性称为自动节律性（automatic rhythmicity）。②富有伸展性。随着消化道内容物增加，消化道平滑肌能够被动伸展，进而使消化道管腔容积明显增加。③兴奋性低。消化道平滑肌的兴奋性较骨骼肌和心肌低，其主要表现是收缩和舒张都很缓慢。④紧张性。消化道平滑肌经常保持一定的张力，处于微弱的持续收缩状态，这种特性称为紧张性（tonicity）。紧张性不仅是消化道平滑肌其他运动形式（如蠕动、分解运动等）的基础，还是胃、肠等维持一定的形状和位置的保障。⑤对某些理化刺激敏感。消化道平滑肌对牵张、温度和化学刺激等特别敏感，但对电刺激、刀割或针刺等机械刺激不敏感。例如，微量的神经递质、激素可引起强有力的收缩，但在河鲀毒素阻断神经的情况下，电刺激不会引起平滑肌收缩。

3. 内分泌功能

广泛分布于消化道的黏膜含种类丰富的内分泌细胞，分泌多种激素，这些激素通过腔分泌、旁分泌和经典分泌等形式调节消化系统的消化和吸收功能。胃肠激素对消化与吸收、消化道组织代谢和生长等方面起着广泛的生物学作用，可以归纳为以下四个方面：①调节消化道的运动和消化腺的分泌。胃肠激素对胃肠平滑肌的运动、胃肠黏膜消化腺的分泌起调节作用，一种激素可以调节多个消化器官的活动，同时一个消化器官可以接受多种不同胃肠激素的调控。②调节其他激素的合成与释放。胃肠激素之间存在分泌的相互促进或抑制关系。③营养作用。一些胃肠激素具有刺激消化道组织的代谢和促进生长的作用，称为营养作用（trophic fuction）。④胃肠激素对免疫功能的影响。消化道黏膜内的免疫组织接受胃肠激素的调控，而消化道黏膜的免疫系统是机体抵御食物中抗原、细菌、病毒和毒素的第一道特异性和非特性免疫屏障。

三、肠道微生态的概念及意义

微生物广泛分布于人体表面的皮肤、口腔、消化道、呼吸道和生殖道等部位，成人肠道微生物总量与人体细胞总量大致相当（约1∶1比例），但是其在基因数量上远超人类自身，达到150倍以上。因此，人体是一个与微生物共生的系统，超过人体细胞总数十倍的微生物寄生在人体。肠道微生物群是指定植在人体消化道内的大量微生物（主要是细菌）及其遗传物质的统称，常简称为肠道菌群（gut microbiota）。这些微生物群落以长期定居的定植菌为主，但也包含短暂存在的一过性微生物。肠道菌群主要分为益生菌、中性菌和有害菌三种。正常生理情况下，三种菌群相互影响，保持某种平衡，不引起疾病，同时菌群与人体相互影响、相互作用，成为具有共生关系的统一体，称为肠道微生态系统（intestinal microecology system）。正常成年人的肠道菌群大致可分为主要（优势）菌群和次要菌群。主要菌群占肠道菌群总数的90%以上，多为专性厌氧菌，包括双歧杆菌属、消化球菌属、拟杆菌属、乳杆菌属、梭菌属等；次要菌群以兼性厌氧菌和需氧菌为主，包括肠球菌属、肠杆菌属、埃希菌属、克雷伯菌属等。

除参与结肠内分解食物残渣及维生素和氨基酸的合成之外，肠道菌群还对肠道健康有重要作用。研究表明，菌群及其代谢产物通过肠内肌间神经丛影响肠动力，通过调节肠黏膜屏障的紧密连接蛋白来影响肠道通透性，通过多种机制影响肠道炎性反应和肿瘤发生等。此外，肠道菌群还参与人体生长发育、能量调节、免疫防御、物质代谢、衰老及内分泌调控等多种重要的生理和病理过程。

四、总结

消化道是指从口腔到肛门的管道，可分为口腔、咽、食管、胃、小肠（十二指肠、空肠和回肠）和大肠（盲肠、阑尾、结肠、直肠和肛管）。消化系统与机体的正常运作密切相关，具有日常摄食、消化、吸收、排泄等功能。了解消化道的组成，可以帮助我们认识消化道的正常生理功能，从而在消化道出现病理改变时能做出初步的觉察及判断。

五、思考与讨论

（1）除了消化道外，哪些器官或组织也属于消化系统？它们的解剖结构与生理特性有哪些特点？

（2）炎症性肠病是一组病因尚未阐明的慢性非特异性肠道炎症性疾病，它有哪些临床表现及并发症？确诊炎症性肠病的患者应该怎么治疗？

（3）如今越来越多的研究表明肠道菌群的失调与人类某些疾病的发生密切相关，那么哪些消化系统疾病的发生与肠道菌群紊乱有关？

参考文献：

[1] 丁文龙,刘学政. 系统解剖学［M］. 10版. 北京：人民卫生出版社，2024.

[2] 吕毅,董卫国,兰平. 消化系统与疾病［M］. 2版. 北京：人民卫生出版社，2021.

[3] YU Z, RUAN G, BAI X, et al. Growing burden of inflammatory bowel disease in China：findings from the Global Burden of Disease Study 2021 and predictions to 2035［J］. Chinese medical journal（English），2024，137(23)：2851 – 2859.

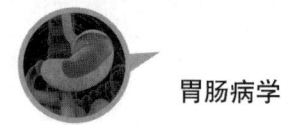

第二章 做胃肠镜检查伤身体吗
—— 胃肠镜检查

胃肠镜检查作为现代医学中的一种重要的诊断手段，在评估消化系统健康状况、发现潜在疾病方面具有不可替代的作用。然而，许多人对于胃肠镜检查的了解并不深入，甚至存在着一些误解和恐惧。本章对胃肠镜检查的相关知识进行了详细介绍，帮助大家一探究"镜"，更好地认识这一检查手段。

一、胃肠镜检查的基本原理

胃肠镜检查是一种通过内窥镜对胃肠道进行观察、诊断和治疗的医疗技术。简单来说，胃肠镜就是一种带有摄像头的细长管道器械。它们就像是医生的"眼睛"，能让医生直接看到胃肠道黏膜的形态，及时发现诸如炎症、溃疡、息肉、肿瘤等病变。其工作原理基于光学成像技术，通过将胃肠道内部的图像传输到外部设备，方便医生进行诊断。可以说，没有胃肠镜，消化内科医生就如同盲人摸象，难以直观了解消化道的真实状况。

胃肠镜的厉害之处在于其不仅能"看得见"消化道内壁的情况，而且还能"摸得着"——通过胃肠镜，医生可以采集疑似病变部位的组织，进行更深入的检查，这也是疾病诊断的"金标准"。除此之外，如果医生在胃肠镜下观察到病变组织或消化道出血，也可以在胃肠镜下进行治疗，例如在胃肠镜下发现的息肉可以直接切除，也可以用胃肠镜取出胃肠道异物、止血等，避免了外科开刀，为患者提供了更为便捷、创伤更小的治疗方式。

胃肠镜按照检查部位可分为胃镜、十二指肠镜和结肠镜等。其中，胃镜是从口进入消化道，主要观察上消化道尤其是会厌部、食管、胃及十二指肠球部的病变，而对于十二指肠乳头部，其通常不易观察，需使用十二指肠镜检查。结肠镜则是从肛门进入，主要用于观察大肠如直肠、乙状结肠、降结肠、横结肠、升结肠、回盲部及部分回肠的病变。

另外，还可以按照是否麻醉来区分胃肠镜的操作方式，将胃肠镜分为麻醉胃肠镜、镇静镇痛胃肠镜和普通（清醒）胃肠镜。其中，麻醉或镇静镇痛胃肠镜就是在普通胃肠镜操作前多了使用麻醉或镇静镇痛药物的步骤，使患者在梦乡中接受胃肠镜检查，减少了患者清醒状态下在胃肠镜进入和检查过程的抵抗及焦虑情绪。随着人们健康意识水平的提高和对舒适化医疗的追求，选择麻醉或镇静镇痛等方式进行无痛胃肠镜检查的患者越来越多。

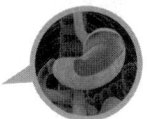

第二章 做胃肠镜检查伤身体吗——胃肠镜检查

二、胃肠镜检查的适用场景

1. 筛查及早期发现病变

许多胃肠道疾病在早期可能没有明显的症状，或者症状容易被忽视。对于有胃肠道疾病家族史的人群，如家族中有患胃癌、肠癌的亲属，定期进行胃肠镜检查是非常重要的早期筛查手段。胃肠镜检查可以发现一些微小的病变，如早期胃癌、结肠癌等。早期发现这些病变并及时进行治疗，可以大大提高治愈率和生存率。

2. 明确诊断

对于出现腹痛、腹泻、便血、消瘦等症状的患者，胃肠镜检查可以帮助医生明确病因。例如，通过胃镜可以确定胃溃疡的位置、范围、深度和是否有幽门螺杆菌感染的迹象等；通过肠镜可以判断结肠息肉的大小、数量和性质。

3. 治疗作用

胃肠镜不仅可以检查，还可以在检查过程中进行一些治疗操作。例如，可以通过内镜切除胃肠道内的息肉；对于一些出血性病变，可以进行内镜下止血；对于胃肠道狭窄，可以开展内镜下切开或扩张等。

三、做胃肠镜检查真的伤身体吗

很多人进行胃肠镜检查时难免会心生恐惧。"那么长的管子插进我体内，真的不会对我的身体造成很大的损害吗？"这种担忧不难理解，毕竟胃肠镜是一种侵入性检查，想到长长的管子从口腔或者肛门进入体内，顺着消化道在体内蜿蜒前行，就让人不寒而栗。

1. 检查过程中的不适

胃肠镜操作对于患者来说的第一道难关就是操作过程中带来的恶心、干呕、腹胀等不适感。患者的恶心、干呕感主要是胃肠镜顺着消化道黏膜蜿蜒前行的物理作用使消化道黏膜受到刺激而引发，腹胀则主要是操作时为了能够清晰地观察到消化道黏膜的情况，人为地在消化道内注水、注气导致的。这些不适感在胃肠镜检查结束后通常会持续 1～2 天，之后会慢慢减退直至消失，不会导致终身性不可逆的损伤，无须特别焦虑。随着科技的进步，现在更多地采取无痛胃肠镜的方式，患者可以美美地"睡"一觉，在梦乡中完成检查，极大地提升了胃肠镜检查的舒适度。

尽管无痛胃肠镜可以让患者不必忍受胃肠镜操作时的不适，但有很多患者又对无痛胃肠镜的麻醉持恐惧态度，患者可能会想"这可是麻醉，我不会醒不过来了吧？""听说麻药对脑子不好，术后会感到晕乎乎的，我不会因此变傻吧？"这些关于麻醉的问题可能也会增加患者对无痛胃肠镜的畏惧。然而事实真的如此吗？其实对于麻醉我们不必如此战战兢兢，在术前评估的时候，麻醉师会根据患者个人情况来量体裁衣地制订麻醉方案，并且在术中密切关注患者的生命体征是否稳定，为患者安全完成手术保驾护航。至于对术后麻醉后遗症的顾虑，多数情况下不会发生，因为麻药会在

肝脏、肾脏等器官的作用下代谢并排出体外，术后晕乎乎的感觉通常会自然消失，不会对脑部造成不可逆损伤。

由于胃肠镜并非一次性用品，看到使用后的胃肠镜黏糊糊的甚至带有体液，患者可能会担忧："我用过的这个镜之前给好多人都用过了，万一传染给我一些什么病可就不得了了。"对于这个顾虑，可以从以下两个方面进行解释：①胃肠镜的价格昂贵，一次性使用会造成巨大的经济负担；②胃肠镜虽然是反复使用，术后胃肠镜上面黏黏糊糊的，带有患者的体液，但是都会经过严格清洗消毒，只有达到标准的胃肠镜才会再次投入使用。因此，重复使用的胃肠镜并不会造成疾病在患者之间的传播。

2. 潜在风险分析

虽然胃肠镜检查是一种相对安全的检查方法，但也存在一些潜在风险。比如，在极少数情况下，可能会出现肠道穿孔、出血等并发症。不过，这些并发症的发生率非常低，尤其是由经验丰富的医生操作时。肠道穿孔通常是由于肠道本身存在病变，如严重的炎症、溃疡导致肠壁变薄，在检查过程中受到轻微刺激就可能发生穿孔。出血则可能是在取组织活检或者操作过程中损伤了胃肠道的血管，但这种情况也很少见，医生会在检查过程中尽量避免。

3. 从专业角度看待风险可控性

现代胃肠镜技术已经非常成熟，医生在操作前会对患者进行全面的评估，包括了解病史、进行相关的检查，以判断患者是否适合进行胃肠镜检查。在操作过程中，医生会严格遵循操作规程，动作轻柔，尽量减少对胃肠道的损伤。而且，医院也具备完善的应急处理措施，一旦出现并发症，能够及时进行处理。因此，总体来说，胃肠镜检查的风险是可控的。

四、如何做好胃肠镜检查前的准备，将风险降到最低

在胃肠镜检查时，为了避免发生不良事件，需要多方面协调配合。

1. 受检者准备

（1）饮食准备：在检查前，饮食的调整非常关键。一般来说，胃镜检查前需要禁食6～8小时，这样可以保证胃内空虚，便于医生清晰地观察胃黏膜。肠镜检查前则需要进行肠道准备，通常会要求患者在检查前一天开始进食流质食物，如米汤、清汤等，并在检查前服用泻药，将肠道内的粪便完全排空，以确保肠镜检查时视野清晰，减少漏诊的可能性。

（2）告知医生病史和用药情况：在检查前，一定要如实告知医生自己的病史，包括是否有心脏病、高血压、糖尿病等慢性疾病，是否对某些药物过敏，以及正在服用的药物。有些疾病和药物可能会影响检查的进行，或者需要在检查前进行特殊的处理。比如，正在服用抗凝血药物的患者，可能需要在医生的指导下停药一段时间，以减少出血的风险。

（3）放松心态：很多人在做胃肠镜检查前会感到紧张和恐惧，这是正常的。但过度的紧张可能会导致身体肌肉紧绷，增加检查时的不适感。因此，在检查前，要尽

量放松心态，可以和医生沟通，了解检查的过程和注意事项。

2. 医师准备

医师需严格评估患者状态，如能否耐受麻醉，是否适合进行胃肠镜检查等条件，筛除不适合进行胃肠镜检查的患者。术中医师需与麻醉师进行密切合作，密切监测血氧饱和度、呼吸频率、脉搏、血压等指征，时刻评估患者生命体征是否稳定，是否需要进行急救，避免死亡等严重不良事件的发生。如进行无痛胃肠镜检查，术后需观察患者意识状态是否清晰、生命体征是否稳定，待患者稳定后方可离院。

相信通过本章的介绍，大家对于胃肠镜检查应该有了较为详细的认识，知晓了胃肠镜检查对人体通常不会有严重的危害后，可以放心地进行胃肠镜检查，而不再恐惧、焦虑。

五、总结

胃肠镜检查是一种非常重要的医学检查手段，虽然在检查过程中可能会让患者感到一些不适，但总体来说是一种安全、有效的检查方法。它对于早期发现和诊断胃肠道疾病、提高患者的生存率和生活质量具有重要意义。同学们在今后的学习和生活中，如果自己或家人需要进行胃肠镜检查，不要过于担心，要积极配合医生，以便更好地了解自己的身体状况，及时发现和治疗疾病。

六、思考与讨论

（1）除了胃肠镜检查，还有哪些其他检查胃肠道疾病的方法？它们与胃肠镜检查相比有哪些优缺点？

（2）在胃肠镜检查的准备过程中，饮食调整和告知医生病史及用药情况都至关重要。请思考，如果患者未严格遵守饮食准备要求或隐瞒部分病史和用药情况，可能会对胃肠镜检查产生哪些不良影响？采取哪些措施可以帮助患者更好地理解并执行这些准备事项？

（3）胃肠镜检查在早期发现胃肠道疾病方面作用显著，请结合所学的专业，思考哪些创新的宣传方式和渠道可以向不同年龄段、不同文化背景的人群普及胃肠镜检查的重要性和相关知识，提高大家对这项检查的接受度。

参考文献：

［1］国家卫生健康委办公厅.消化内镜诊疗技术临床应用管理规范（2019年版）［EB/OL］.https://www.nhc.gov.cn/yzygj/c100068/201912/9be34a67211b4ce9a3344cb85638e987.shtml.

［2］中华医学会消化内镜学分会外科学组，中华医学会消化内镜学分会经自然腔道内镜手术学组，中国医师协会内镜医师分会消化内镜专业委员会，等.中国消化道黏

膜下肿瘤内镜诊治专家共识（2023 版）[J]. 中华消化内镜杂志，2023，40（4）：253-263.

[3] 方莉.《软式内镜清洗消毒实践操作指南》出版：PDCA 循环法在软式内镜集中清洗消毒中的应用[J]. 介入放射学杂志，2023，32（1）：109.

[4] 中华医学会麻醉学分会，中华医学会消化内镜学会. 中国消化内镜诊疗镇静/麻醉的专家共识[J]. 临床麻醉学杂志，2014，30（9）：920-927.

[5] WADDINGHAM W, KAMRAN U, KUMAR B, et al. Complications of diagnostic upper gastrointestinal endoscopy: common and rare-recognition, assessment and management [J]. BMJ open gastroenterol, 2022, 9 (1): e000688.

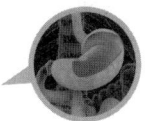

第三章 使用公筷，筷筷有爱
——幽门螺杆菌

当你出现嗳气、频繁打嗝、食欲不振、体重减轻的时候，或许会联想到那个在普罗大众中广为流传、令人闻风丧胆的小小细菌——幽门螺杆菌。很多人可能会因其与胃癌、胃溃疡之间密不可分的关系而感到战战兢兢，害怕自己已患绝症。去医院寻医时，医生必然会提到"公筷""分食"这一类字眼，正是这些看起来微不足道的小习惯，却可以很好地预防幽门螺杆菌感染的传播。本章对幽门螺杆菌的感染及预防、治疗的相关知识进行了详细介绍，相信看后大家会对其有更深的认知。

一、什么是幽门螺杆菌

幽门螺杆菌（*Helicobacter pylori*，Hp）是一种革兰氏阴性菌，菌体呈弯曲螺旋状，常排列成"S"形或海鸥翼形，其可快速运动，微需氧，可在 pH 3.5～8 的环境中存活。在它被发现之前，学界广泛认为在胃强酸环境下不可能有细菌生存，更不可能引发疾病。提到幽门螺杆菌的发现，就不得不提到 Warren 和 Marshall 两位伟大的科学家，他们最早在胃溃疡患者的病理标本上发现可疑的细菌，并将其分离出来。为了验证该菌可以导致胃溃疡发生的猜想，他们亲自服下了含有幽门螺杆菌的培养液，并通过后续的抗生素治疗达到胃溃疡痊愈的试验，有力地证明了幽门螺杆菌在胃部存在且是胃溃疡直接病因的事实。

在此之后，学者们陆续发现幽门螺杆菌与多种疾病的发生有着直接联系，它是慢性胃炎最常见的原因，并且在某些患者中可导致严重的胃和十二指肠病理变化，包括胃和十二指肠消化性溃疡病（peptic ulcer disease，PUD）、胃癌和胃黏膜相关淋巴组织（mucosa-associated lymphoid tissue，MALT）淋巴瘤。

那么，幽门螺杆菌是如何在人群中传播的呢？俗话说"病从口入"，幽门螺杆菌常见的两种传播途径也都与口腔有关，即粪—口途径和口—口途径。通俗点来说，就是通过如接吻、嚼食喂养、不分筷共食或者饮用被幽门螺杆菌污染的水源以及进食被幽门螺杆菌污染的食物而传染。在这些传播途径中，家庭内传播尤其值得关注，毕竟大家大多数时候还是在家里面吃饭。家庭成员之间常见的感染途径包括共用餐具、咀嚼喂食、不良的卫生习惯等。那么该如何防止幽门螺杆菌在家庭成员间的传播呢？在传染病学中，预防传染病主要针对其传染的三个必要环节进行操作，即控制传染源、切断传播途径、保护易感人群。在幽门螺杆菌传染的预防中，最易实施、经济成本最低的是切断传播途径，主要通过增强使用公筷、公勺的意识，提倡分餐制等来有效防止幽门螺杆菌在家庭成员间传播。

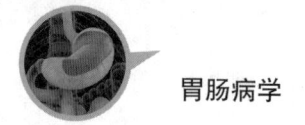

二、幽门螺杆菌感染的临床表现及诊断方法

当身体出现哪些症状的时候,我们需要警惕幽门螺杆菌感染呢?其实这都是一些看起来很微不足道的症状,如腹痛、腹胀乃至频繁嗳气、打嗝、食欲不振、消化不良等,都可能提示我们感染幽门螺杆菌了!

在出现上述症状后,我们就该去医院就诊了。或许你又会好奇医生是如何确认我们感染了幽门螺杆菌的呢?不可能在胃镜下切下一小块胃组织来进行检查吧?那得多疼!医院自然也考虑到了大家的这些顾虑,虽然胃镜下活检并分离培养幽门螺杆菌为确诊幽门螺杆菌感染的"金标准",但通常不采用该检查方式进行确诊,而是采用^{13}C-或^{14}C-尿素呼气试验来进行检查,即分别在受检者喝下含有^{13}C或^{14}C同位素标记的尿素前后收集其呼出的气体,通过分析呼出的气体中是否含有标记的CO_2来判断有无幽门螺杆菌感染。

三、感染幽门螺杆菌后怎么治疗

如果^{13}C-、^{14}C-尿素呼气试验结果为阳性,那么就可以诊断感染幽门螺杆菌了。你或许会产生"感染了幽门螺杆菌那我不就危险了?这可是可能导致胃溃疡甚至胃癌的一种恐怖细菌啊!我还能治好吗?"之类的疑问。但你无须过分担心,幽门螺杆菌感染是可以治疗的,只要听从医生安排,严格按照医嘱服药,幽门螺杆菌的根除成功率还是很高的!

那么,感染幽门螺杆菌后怎么治疗呢?根据《2022中国幽门螺杆菌治疗指南》,目前主流的治疗方案为铋剂四联治疗方案。详细来说,铋剂四联也就是铋剂+两种抗生素+抑酸剂的组合。其中,抗生素的首选药物为克拉霉素、阿莫西林、甲硝唑、四环素、左氧氟沙星。抑酸剂可以选奥美拉唑、艾司奥美拉唑、雷贝拉唑、兰索拉唑、泮托拉唑、艾普拉唑或者新型药物伏诺拉生。若联合中药治疗,不仅能提高根除率,还有利于缓解症状,减少治疗中的不良反应,甚至可能缩短抗生素疗程。医生会根据每个感染者的情况针对性地选择药物来进行治疗,比如根据地区幽门螺杆菌的耐药性选择一些敏感性高的药物。或许又有一些患者担心:"是药三分毒,我吃这么多药会不会对我的身体造成一些损伤?"其实这些也是医生在给患者针对性开药时需要考虑的问题,医生会根据药物间的相互作用以及可能的毒性反应和副作用来给患者开处方,尽可能减少药物对患者身体的损伤。

那么,该如何判断幽门螺杆菌是否根除成功呢?患者需要在治疗结束4~6周后复查^{13}C-或^{14}C-尿素呼气试验。需要注意的是,患者在该段时间内需停服抗生素、抑酸剂或者铋剂,以免造成假阴性结果,即虽然结果显示阴性,但仍未成功根除幽门螺杆菌。

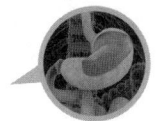

第三章 使用公筷，筷筷有爱——幽门螺杆菌

四、如何预防幽门螺杆菌感染

接下来，我们来说一下如何预防幽门螺杆菌感染。可能有人会疑惑："既然已经有完善、科学的治疗方案，为什么还要重视预防呢？患了病直接治疗不就好了？"其实不然。俗话说得好，"不治已病，治未病"，这说明在患病之前预防疾病发生的重要性。那么，对于幽门螺杆菌感染的预防，我们应该如何操作呢？

主要措施分为以下三个方面：

1. 有效管理和减少传染源

也就是说，要控制带有幽门螺杆菌的阳性患者或携带者的数量，并且使其注意自身生活习惯，避免传染他人。由于我国人群中有近半数人为幽门螺杆菌阳性，将管理和减少传染源纳入日常生活中是极为重要的举措。具体的操作如对幽门螺杆菌阳性喂养者进行科学、彻底的根除治疗，并且杜绝其嚼食喂食儿童等不良习惯。

2. 阻断传播途径

幽门螺杆菌感染具有家庭聚集性，需重视其在家庭内传播的风险。基于我国国情，大多数家庭在传统认知下，认为互相夹菜是亲情的体现，而这也恰恰正中幽门螺杆菌下怀。一双双筷子传递的不仅仅是亲情，其中更隐藏着幽门螺杆菌的传播风险。对于这种现象，增添一副公筷、一把公勺就能有效地减少幽门螺杆菌的传播。可能有些人会有些顾虑："用了公筷，就体现不出来我们一大家子人的亲情了啊！"其实这是过虑了，公筷不是距离，而是亲情的桥梁，更是健康的桥梁！

除了家庭，哪些场景更值得注意呢？自然是那些容易群体聚餐的场景，如学校食堂、职工食堂、军队食堂等人员共同进餐的场所。因此，我们应加强饮食卫生观念，防止交叉感染的发生。

对抗幽门螺杆菌的传播，我们自然还有除了公筷以外的"武器"：注意手卫生和饮食卫生（如饭前洗手、少外食、避免不洁饮食等）、改变不良婴幼儿喂食习惯（如嚼食喂养）。

可能大家还有这样的顾虑："医院里那么多幽门螺杆菌感染的患者，他们进行胃镜操作后，再给其他人进行胃镜检查，会不会造成传染啊？"其实这样的顾虑也是医生关注的问题之一。为了避免医源性感染，医院应做到严格管理内镜、活检钳等器械的消毒工作。

3. 保护易感人群

虽然从理论上讲，阻断传播途径、管理传染源可以防止幽门螺杆菌的传播，但是现实情况却不甚理想，我国幽门螺杆菌感染者占总人数的近半数，难以完全阻断传播途径。在这种背景下，提高个人防护意识、保护好易感人群至关重要。

理想情况下，研发和应用幽门螺杆菌疫苗是保护易感人群的重要措施。但是，现在疫苗研发仍未取得理想的进展，故提高个人免疫力、养成良好的卫生习惯至关重要。

五、总结

幽门螺杆菌是一种与慢性胃炎、PUD、MALT 淋巴瘤等多种疾病密切相关的细菌。感染后通常会出现腹痛、腹胀、频繁嗳气、打嗝、食欲不振、消化不良等症状。其治疗通常采用铋剂四联疗法,预防其感染需要从管理和控制传染源、阻断传播途径、保护易感人群三方面入手。我们在日后生活中需重视个人卫生健康素养的提高,注意手卫生和饮食卫生,强化使用公筷、公勺的意识,从而预防幽门螺杆菌的感染。若不慎感染幽门螺杆菌也不必惊恐,应积极主动求医,配合医生治疗以达到幽门螺杆菌的根除。

六、思考与讨论

(1) 除了 ^{13}C – 、^{14}C – 尿素呼气试验,还有哪些幽门螺杆菌感染的诊断方法?与尿素呼气试验相比,它们有哪些优缺点?

(2) 幽门螺杆菌的筛查在预防其传染方面作用显著,请结合自身所学的专业,思考哪些创新的宣传方式和渠道可以向不同年龄段、不同文化背景的人群普及幽门螺杆菌筛查的重要性和相关知识,提高大家对这项检查的接受度。

(3) 已知幽门螺杆菌培养周期长,试讨论通过幽门螺杆菌活检培养及药敏试验指导临床抗生素使用的可行性。

参考文献:

[1] 宫雅楠,尤元海,何利华,等. 中国幽门螺杆菌感染防控白皮书 [R]. 北京:中国疾病预防控制中心传染病预防控制所. 2023:1 – 47.

[2] 中华医学会消化病学分会幽门螺杆菌学组. 2022 中国幽门螺杆菌感染治疗指南 [J]. 中华消化杂志,2022,42 (11):745 – 756.

[3] 胡伏莲,张声生,张学智,等. 第二次中国中西医整合治疗幽门螺杆菌相关"病 – 证"共识 [J]. 胃肠病学和肝病学杂志,2024,33 (12):1581 – 1588.

[4] 中华医学会消化病学分会幽门螺杆菌学组. 第六次全国幽门螺杆菌感染处理共识报告(非根除治疗部分)[J]. 中华消化杂志,2022,42 (5):289 – 303.

[5] CHEY W D, HOWDEN C W, MOSS S F, et al. ACG clinical guideline:treatment of *helicobacter pylori* infection [J]. American journal gastroenterology,2024,119 (9):1730 – 1753.

[6] SMITH S M, BOYLE B, BUCKLEY M, et al. The Second Irish Helicobacter pylori Working Group consensus for the diagnosis and treatment of *Helicobacter pylori* infection in adult patients in Ireland [J]. European journal of gastroenterology & hepatology,2024,36 (8):1000 – 1009.

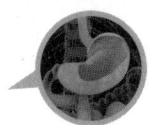

第四章 被误诊的哮喘
——胃食管反流病

在临床实践中，胃食管反流病（gastroesophageal reflux disease，GERD）常常被误诊为哮喘，这一现象十分普遍。据相关研究统计，中国目前有4600多万哮喘病患者，其中相当一部分患者同时伴有胃食管反流病的症状，甚至一部分患者实际上只是胃食管反流病的一种临床表现，并非真正的哮喘。本章将探讨胃食管反流病与哮喘之间的复杂关系，重点分析两者之间鉴别诊断的方法和策略，提高临床医生对这两种疾病的认识，减少误诊率，改善患者预后。

一、误诊之因：哮喘与胃食管反流病的交织

哮喘和胃食管反流病在症状上存在诸多相似之处，这是导致误诊的重要原因之一。咳嗽和喘息是两者共有的症状，且都可能在夜间加重，这使医生在诊断时容易混淆。在哮喘发作时，由于气道炎症和痉挛，患者会出现喘息、气急、胸闷等症状，同时伴有咳嗽，多为干咳或伴有少量白色黏液痰。而胃食管反流病患者，当反流物刺激食管及气道时，也会引发咳嗽和喘息。这种咳嗽通常为刺激性干咳，有时可伴有少量白色泡沫样痰，喘息程度轻重不一。例如，一些胃食管反流病患者在夜间平卧时，胃酸反流至食管，刺激食管黏膜，通过迷走神经反射引起气道痉挛，从而出现咳嗽、喘息等症状，与哮喘发作时的表现极为相似。

此外，两种疾病的症状发作时间也有一定的重叠。哮喘患者的症状往往在接触过敏原、运动、吸入冷空气等情况下诱发，且多在夜间或凌晨发作加重。胃食管反流病患者的症状则常在餐后1小时左右出现，尤其是在进食过多、食用刺激性食物或平卧后，症状会更加明显。然而，部分胃食管反流病患者的症状发作时间并不典型，可在夜间或凌晨发作，这进一步增加了胃食管反流病与哮喘鉴别的难度。

二、误诊之因：临床症状的相似性及临床工作的局限性

导致哮喘与胃食管反流病误诊的原因是多方面的，除了症状相似外，还包括医生认知不足、检查手段局限等因素。

在临床实践中，部分医生对胃食管反流病的认识不够深入，尤其是一些非消化内科专业的医生，对胃食管反流病的食管外表现缺乏足够的了解。当患者以咳嗽、喘息等呼吸道症状就诊时，医生往往首先考虑哮喘等呼吸道疾病，而忽视了胃食管反流病的可能。此外，一些医生在询问病史时不够详细，没有全面了解患者的症状特点、发作时间、诱发因素等信息，也容易导致误诊。例如，有些患者虽然有烧心、反酸等典

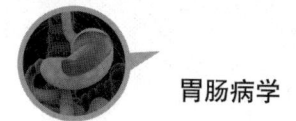

型的胃食管反流症状，但由于症状较轻或不频繁，在就诊时没有主动提及，医生如果没有仔细询问，就可能漏诊。

目前，用于诊断哮喘和胃食管反流病的检查手段虽然较多，但都存在一定的局限性。例如，肺功能检查是诊断哮喘的重要方法，但对于一些症状不典型的哮喘患者或合并其他肺部疾病的患者，肺功能检查结果可能不具有特异性，容易造成误诊。胃镜检查和食管 24 小时 pH 监测是诊断胃食管反流病的重要方法，但胃镜检查仅能评估食管黏膜的形态学变化，对于非糜烂性反流病的诊断价值有限。食管 24 小时 pH 监测虽然是诊断胃食管反流病的"金标准"，但检查过程较为繁琐，患者耐受性较差，且存在一定的假阴性和假阳性结果。此外，一些基层医院可能缺乏先进的检查设备和技术，也限制了对这两种疾病的准确判断。

三、哮喘与胃食管反流病的鉴别诊断

准确区分哮喘与胃食管反流病对于患者的有效治疗至关重要。我们可以从症状特点、发病诱因、检查结果等多个方面进行鉴别。

在症状特点上，哮喘以喘息、气急、胸闷、咳嗽为主要表现，喘息时可闻及明显哮鸣音，且咳嗽多为干咳或伴有少量白色黏液痰。而胃食管反流病的典型症状是烧心和反流，烧心即胸骨后或剑突下烧灼感，反流指胃内容物涌入咽部或口腔的感觉。此外，胃食管反流病患者还可能伴有胸痛、嗳气等症状，胸痛部位多在胸骨后、剑突下或上腹部，可向胸部、腹部、下颌、上肢等部位放射。虽然两者都可能出现咳嗽症状，但哮喘的咳嗽多与气道痉挛有关，而胃食管反流病的咳嗽常由反流物刺激食管及气道引起，通常表现为刺激性干咳。

发病诱因方面，哮喘发作往往与接触过敏原、冷空气、物理或化学性刺激、病毒性上呼吸道感染、运动等因素密切相关。例如，对花粉过敏的患者在花粉季节接触花粉后，容易诱发哮喘发作；运动性哮喘患者在剧烈运动后会出现哮喘症状。胃食管反流病的发作则主要与饮食和体位有关，餐后 1 小时左右，尤其是进食过多、食用刺激性食物或平卧后，症状容易加重。比如，进食高脂肪食物、巧克力、咖啡、浓茶等，可能会导致食管下括约肌松弛，从而诱发胃食管反流。

检查结果也是区分两者的重要依据。肺功能检查是诊断哮喘的重要手段。支气管舒张试验中，若吸入支气管舒张剂后，第一秒用力呼气容积（FEV1）增加大于等于 12%，且 FEV1 增加绝对值大于等于 200 mL，则为阳性，提示存在可逆性气流受限，支持哮喘诊断；若吸入激发剂后，FEV1 降低大于等于 20%，则为阳性，提示存在气道高反应性，也有助于哮喘的诊断。对于胃食管反流病，胃镜检查可直接观察食管黏膜有无破损、糜烂、溃疡等反流性食管炎的表现；食管 24 小时 pH 监测可定量、动态测量食管内酸度变化，通过分析总酸暴露时间、酸暴露频率、最长反流持续时间等参数，判断是否存在病理性酸反流；食管压力测定可评估食管下括约肌的功能和食管的蠕动情况，对于诊断贲门失弛缓症、食管裂孔疝等与胃食管反流病相关的疾病具有重要意义。

四、胃食管反流病的治疗

一旦确诊为胃食管反流病，应及时采取有效的治疗措施。治疗方法主要包括生活方式改变、药物治疗、手术治疗等，医生应根据患者的具体情况制订个性化的治疗方案。

生活方式改变是治疗胃食管反流病的基础，对于缓解症状、减少发作具有重要作用。患者应避免暴饮暴食，遵循少食多餐的原则，减少每餐的进食量，避免胃内压力过高导致反流。同时，要避免食用辛辣、油腻、酸性、刺激性食物以及巧克力、咖啡、浓茶等，这些食物可能会刺激胃酸分泌，降低食管下括约肌的张力，从而加重反流症状。例如，辛辣食物会刺激食管黏膜，使烧心感更加明显；巧克力中含有的可可碱可降低食管下括约肌的压力，增加反流的风险。此外，患者应戒烟限酒，吸烟和过量饮酒都会对食管和胃黏膜造成损害，影响食管下括约肌的功能，加重胃食管反流。睡前 3 小时内不进食也是非常重要的，这样可以减少夜间胃酸分泌和反流的发生。睡眠时可抬高床头 15～20 cm，利用重力作用减少反流。另外，保持适当的体重也有助于减轻胃食管反流，因为肥胖会增加腹压，导致胃食管反流的发生，通过合理饮食和适量运动控制体重，可有效缓解症状。

药物治疗是胃食管反流病的主要治疗手段之一，常用药物包括质子泵抑制剂、钾离子竞争性酸阻滞剂（potassium-competitive acid blockers，P-CAB）、H_2 受体拮抗剂、促胃肠动力药、黏膜保护剂等。①质子泵抑制剂是治疗胃食管反流病的首选药物，如奥美拉唑、兰索拉唑、泮托拉唑、雷贝拉唑等。这类药物通过抑制胃壁细胞上的质子泵，从而减少胃酸分泌，能够迅速缓解烧心、反流等症状，促进溃疡愈合。一般来说，质子泵抑制剂的疗程为 4～8 周，对于病情较重或反复发作的患者，可能需要延长疗程或维持治疗。②与传统的质子泵抑制剂相比，P-CAB 无须在酸性环境下激活，可直接作用于质子泵，作用更迅速。对于初诊的胃食管反流病患者，P-CAB 可作为一线治疗药物。对于使用质子泵抑制剂治疗效果不佳的难治性胃食管反流病患者，P-CAB 可能是一种有效的替代治疗方案。P-CAB 可以进一步降低胃酸分泌，使更多患者的症状得到控制，提高治疗的成功率。③H_2 受体拮抗剂如西咪替丁、雷尼替丁、法莫替丁等，也可抑制胃酸分泌，但作用相对较弱，主要用于轻度、中度患者或作为质子泵抑制剂治疗后的维持治疗。④促胃肠动力药如多潘立酮、莫沙必利、伊托必利等，可以促进胃肠蠕动，增强食管下括约肌的张力，加速胃排空，减少胃内容物反流。⑤黏膜保护剂如铝碳酸镁、硫糖铝、果胶铋等，可在食管和胃黏膜表面形成一层保护膜，减轻反流物对黏膜的刺激和损伤。⑥对于伴有焦虑、抑郁等精神症状的患者，还可适当使用抗焦虑、抑郁药物，如帕罗西汀、氟西汀、阿普唑仑等，以改善患者的精神状态，促进病情恢复。

对于药物治疗效果不佳或存在严重并发症的患者，可考虑手术治疗。手术治疗的目的是修复抗反流屏障，阻止胃内容物反流。目前，临床上常用的手术方式是腹腔镜下胃底折叠术，该手术通过将胃底围绕食管下括约肌进行折叠，增强食管下括约肌的

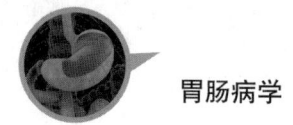

功能，从而有效防止反流。腹腔镜下胃底折叠术具有创伤小、恢复快、疗效确切等优点，已成为治疗胃食管反流病的重要手段之一。此外，内镜下抗反流手术也逐渐应用于临床，如内镜下射频消融术、内镜下注射治疗、内镜下黏膜切除术等。这些内镜下手术具有操作简便、创伤小、并发症少等优点，但适应证相对较窄，主要适用于轻度、中度胃食管反流病患者。

早期诊断和治疗对于改善胃食管反流病的预后至关重要。如果疾病长期得不到有效控制，可能会导致一系列严重的并发症，如食管狭窄、Barrett食管、食管癌等。食管狭窄是由于长期的反流物刺激食管黏膜，引起食管黏膜反复炎症、纤维化，进而引起食管管腔狭窄。患者会出现吞咽困难、进食哽噎等症状，严重影响生活质量。Barrett食管是指食管下段的鳞状上皮被柱状上皮所取代，是一种癌前病变。对于Barrett食管患者，需要定期进行内镜检查和病理活检，以便早期发现癌变并及时治疗。食管癌是胃食管反流病最严重的并发症之一，一旦进展为食管癌，治疗难度大，预后差。因此，早期诊断和治疗胃食管反流病，对于预防这些严重并发症具有重要意义。

若能及时、准确治疗胃食管反流病，大多数患者的症状可以得到有效缓解，食管炎得以愈合，生活质量显著提高。临床数据显示经过规范的药物治疗和生活方式的改变，80%～90%的患者症状能够得到明显改善。

对于病情较轻的患者，在症状缓解后，通过保持良好的生活习惯，如合理饮食、适量运动、戒烟限酒等，可减少疾病的复发。部分患者甚至可以达到临床治愈，不再出现反流症状。然而，对于一些病情较重、反复发作或存在食管裂孔疝等解剖结构异常的患者，可能需要长期药物治疗或手术治疗。即使经过手术治疗，仍有少数患者可能会出现复发或并发症。例如，腹腔镜下胃底折叠术后，部分患者可能会出现吞咽困难、腹胀、腹泻等并发症，少数患者还可能出现反流复发。因此，对于这类患者，术后需要密切随访，及时发现并处理问题。

五、总结

早期诊断与及时治疗是改善胃食管反流病预后的关键环节，直接关系到患者的康复进程与生活质量。哮喘和胃食管反流病在临床表现上极为相似，极易混淆，这就要求医生在接诊时，务必进行全面细致的病史询问，并严谨规范地开展辅助检查。对于即将深入临床实践的医学生而言，这一点尤为重要。在未来的工作中，大家不仅要灵活运用所学知识，更要时刻保持对细节的高度敏锐与执着。医学无小事，每一个看似不起眼的症状都可能是诊断疾病的重要线索，是解开复杂病症谜团的关键所在。

六、思考与讨论

（1）以临床实例分析胃食管反流病非典型症状（如慢性咳嗽、胸痛等）导致误诊的常见原因及应对策略。

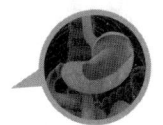

（2）对于难治性胃食管反流病，联合药物治疗与新型内镜下治疗手段的疗效对比及选择依据是什么？

（3）探讨长期患病导致的心理压力对胃食管反流病病程的双向影响，以及心理干预在综合治疗中的地位与实施方法。

参考文献：

[1] 陈旻湖，李延青，肖英莲，等. 中国胃食管反流病诊疗规范 [J]. 胃肠病学，2023，28（10）：597-607.

[2] 中华医学会呼吸病学分会哮喘学组. 支气管哮喘防治指南（2020年版）[J]. 中华结核和呼吸杂志，2020，43（12）：977-998.

[3] 陈灏珠，林果为，王吉耀. 实用内科学 [M]. 15版. 北京：人民卫生出版社，2017：1845-1851，1938-1944.

[4] LEMMETYINEN R E, TOPPILA-SALMI S K, BUT A, et al. Comorbidities associated with adult asthma: a population-based matched cohort study in Finland [J]. BMJ open respiratory research, 2024, 11（1）: e001959.

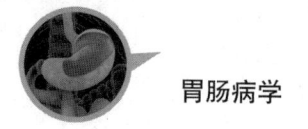

第五章 肠上皮化生都是癌吗
——胃炎与胃癌

胃黏膜肠上皮化生（gastric intestinal metaplasia，GIM）是指胃黏膜上皮细胞被小肠或大肠的上皮细胞类型替代的一种病理变化，其化生的肠上皮是一种高度分化的上皮，最明显的特征是出现杯状细胞。GIM 可发生在胃的所有区域，包括贲门、胃底和幽门黏膜，为发生异型增生前的组织学改变，与胃癌发生风险增加相关，在胃癌筛查和监测中可作为一种特异性的标志。

一、胃黏膜肠上皮化生的病因

胃黏膜肠上皮化生的危险因素与胃癌的危险因素大致相似，与幽门螺旋杆菌慢性感染、酗酒、吸烟、高盐饮食、慢性胆汁反流密切相关。其中，幽门螺杆菌感染是最主要的因素。

二、胃黏膜肠上皮化生的分类

1. 根据组织学划分

（1）完全小肠型肠上皮化生（Ⅰ型）：组织形态类似小肠黏膜上皮，可见具有明显纹状缘的吸收细胞、杯状细胞和少数潘氏细胞。杯状细胞含唾液酸黏液，但不含硫酸黏液；吸收细胞不含黏液。

（2）不完全小肠型肠上皮化生（Ⅱ型）：组织学上除见杯状细胞、吸收细胞外，还可见部分吸收细胞被柱状黏液细胞所取代，无潘氏细胞存在。

（3）完全大肠型肠上皮化生（Ⅲ型）：组织形态类似大肠黏膜上皮，可见具有明显纹状缘的吸收细胞、杯状细胞和潘氏细胞。杯状细胞含硫酸黏液，吸收细胞不含黏液。

（4）不完全大肠型肠上皮化生（Ⅳ型）：组织形态兼有胃和大肠黏膜的特点，吸收细胞部分或全部被柱状黏液细胞所取代，无潘氏细胞存在，杯状细胞含硫酸黏液。

2. 根据病症形态划分

（1）淡黄色结节型：这是单发或多发的 2～3 mm 大小的结节，略呈扁平状突出于胃黏膜，表面可能呈现绒毛状或细颗粒状。

（2）瓷白色小结节型：孤立或多发的细小结节，呈瓷白色半透明状，表面光滑柔软，镜下的反光比正常胃黏膜强。

(3) 鱼鳞型：胃小区呈条状扩大，排列如鱼鳞状或羽毛状，一般呈条状或者弥漫状分散。

(4) 弥漫型：胃黏膜表面弥漫不规则、颗粒状不平，略呈灰白色。

三、肠上皮化生是否都是癌

肠上皮化生并不等同于癌症。肠上皮化生有一定的癌变风险，但并非所有肠上皮化生都会发展为癌症。其癌变率相对较低，且从肠上皮化生发展到胃癌需要经历一个漫长的多阶段过程。

1. **胃炎的定义**

胃炎指各种病因引起的胃黏膜炎症，显微镜下表现为组织学炎症。慢性胃炎（chronic gastritis）是由多种病因引起的胃黏膜慢性炎症，是临床上主要由幽门螺杆菌感染所引起的常见病。按照慢性胃炎的分类系统，可将慢性胃炎分为慢性非萎缩性胃炎（chronic non-atrophic gastritis）和慢性萎缩性胃炎（chronic atrophic gastritis）。

2. **胃黏膜癌前状态和癌前病变的定义**

胃黏膜萎缩和肠化生属于癌前状态，胃上皮内瘤变（gastric intraepithelial neoplasia，GIN）属于癌前病变，二者均有胃癌发生风险。

进展期胃腺癌最常见的胃黏膜状态是胃黏膜萎缩和肠化生，统称为慢性萎缩性胃炎（CAG）。Correa 等最早提出肠型胃癌（占胃癌的 80% 以上）的发生模式为正常胃黏膜→慢性炎症→萎缩性胃炎→肠上皮化生→GIN→胃癌（Correa 模式），并认为 IN 是胃癌前病变。胃黏膜萎缩和肠化生、胃低级别上皮内瘤变（low grade intraepithelial neoplasiaL，LGIN）是胃癌发生的独立危险因素，为胃癌的发生提供了基础条件，因此将胃黏膜萎缩和肠化生归类为癌前状态，将 GIN 归类为癌前病变。

荷兰一项研究分析了 22365 例患者 5 年间的胃镜随访数据，结果认为胃黏膜萎缩患者的胃癌年发生率为 0.1%，胃黏膜萎缩合并肠化生者年胃癌发生率为 0.25%，胃 LGIN 者的胃癌年发生率为 0.6%。一项荟萃分析中的相关数据显示，1985—2016 年的 21 项肠化生患者胃癌风险调查研究中，累计检测 402636 例，结果表明肠化生患者发生胃癌的风险更高（$OR = 3.58$）。

3. **胃癌的病理概念**

(1) 早期胃癌：局限于胃黏膜或黏膜下层的侵袭性癌，不论是否有淋巴结转移。

(2) 进展期胃癌：癌组织侵达胃固有肌层或更深者，不论是否有淋巴结转移。

(3) 食管胃结合部腺癌（adenocarcinoma of esophagogastric junction，AEG）：肿瘤中心处于食管和胃解剖交界线上下 5 cm 区间以内的腺癌，并跨越或接触食管胃结合部（esophagogastric junction，EGJ）。

(4) 癌结节（tumor deposit，TD）：定义为在胃周淋巴结引流区域内，与胃周脂肪组织相邻、独立存在的肿瘤结节，其内没有可辨认的淋巴结、血管、神经结构，又称淋巴结外软组织转移。胃癌 TNM 分期建议每个癌结节都当作一个转移的淋巴结纳入 N 分期，但是此方法仅为经验性推荐，需要更多高等级循证医学证据的支持。

四、胃癌的危险因素、癌前病变和筛查

（一）胃癌的危险因素

（1）患以下疾病：幽门螺杆菌（Hp）感染、慢性萎缩性胃炎、恶性贫血、肠化生、胃部息肉、家族性腺瘤样息肉病、遗传性非息肉病性结直肠癌。
（2）胃癌家族史。
（3）胃部手术史。
（4）不良生活、饮食习惯，如吸烟、饮酒、高盐饮食、熏制食物摄入过多、水果蔬菜摄入量低等。
（5）年龄大于 40 岁。
（6）男性：男性胃癌发病率约为女性的 2 倍。

（二）胃癌的癌前病变

胃黏膜萎缩、肠上皮化生（intestinal metaplasia，IM）及异型增生［上皮内瘤变（intraepithelial neoplasia，IN）］。

胃癌的发生是一个多步骤的过程，一般遵循正常胃黏膜→慢性浅表性胃炎→慢性萎缩性胃炎（不伴肠化）→完全性肠化生→不完全肠化生→低级别上皮内瘤变→高级别上皮内瘤变→浸润性胃癌。胃的癌前病变指的是一类容易发生癌变的胃黏膜病理组织学变化。肠型化生发生于胃黏膜腺体萎缩之后，由化生的腺体替代原始的胃黏膜腺体，并可分为完全性肠化生及不完全性肠化生。完全性肠化生是一种相对稳定的状态，不容易发生癌变；而不完全化生则与胃癌的发生有较为密切的关系，可能增加胃癌发生风险。上皮内瘤变可根据细胞和结构的异型程度分为低级别上皮内瘤变和高级别上皮内瘤变，其中低级别上皮内瘤变相当于胃黏膜轻度、中度异型增生，属于胃癌的癌前病变，而高级别上皮内瘤变则相当于重度异型增生或原位癌。

（三）胃癌的筛查

筛查是早期发现胃癌的重要手段，筛查的途径主要包括全民普查或区域性人群普查、机会性筛查以及高危人群筛查。基于目前我国国情，推荐在胃癌高发地区进行人群筛查，在医疗实践中推荐对高危人群进行机会性筛查（Ⅰ类推荐证据）。

1. 筛查对象

胃癌的发病率随年龄增长而升高，40 岁以上人群发病率显著上升，因此建议以

40岁为胃癌筛查的起始年龄。约10%的胃癌表现为家族聚集性，胃癌患者亲属的胃癌发病率较无家族史者高4倍。

根据我国胃癌流行病学特点，符合以下第1条和第2～6条中任意一条者均应列为高危人群，建议作为筛查对象：

（1）年龄大于40岁，男女不限。

（2）胃癌高发地区人群。

（3）Hp感染者。

（4）既往患有慢性萎缩性胃炎、胃溃疡、胃息肉、手术后残胃、肥厚性胃炎、恶性贫血等胃癌前疾病。

（5）胃癌患者一级亲属。

（6）存在胃癌其他高危因素（高盐、腌制、熏制饮食，以及吸烟、重度饮酒等）。

2. 筛查方法

（1）血清胃蛋白酶原（pepsinogen，PG）与Hp抗体联合法（即"ABC"法）用于评估胃癌发生风险。该法将"PGⅠ≤70 μg/L且PGⅠ/PGⅡ≤3.0"界定为PG阳性，血清Hp抗体效价≥30 U/mL界定为Hp阳性。需注意的是，当萎缩仅局限于胃窦时，PGⅠ浓度和PGⅠ/PGⅡ比值正常。根据血清学检测结果，将筛查人群分为A组［Hp（-）PG（-）］、B组［Hp（+）PG（-）］、C组［Hp（+）PG（+）］和D组［Hp（-）PG（+）］，A、B、C、D组的胃癌发生风险依次逐渐升高，其中C、D组的胃癌发病率更高。血清PG水平在短时间内较为稳定，可每5年左右重复进行检测。根据胃癌风险分级，A级患者可不行内镜检查，B级患者至少每3年行1次内镜检查，C级患者至少每2年行1次内镜检查，D级患者应每年行1次内镜检查。本部分检测不针对食管胃交界部癌（贲门癌）。

（2）胃泌素17（gastrin-17，G-17）检测可反映胃窦部黏膜萎缩情况。与血清PG检测相结合，血清G-17浓度检测可诊断胃窦（G-17水平＜0.5 pmol/L）或仅局限于胃体（G-17水平＞4.7 pmol/L）的萎缩性胃炎。因此，建议联合检测血清G-17、PGⅠ、PGⅠ/PGⅡ比值和Hp抗体，以增加评估胃黏膜萎缩范围和萎缩程度的准确性，区分胃癌高风险人群。

（3）上消化道钡餐检查：X线钡餐检查发现可疑病变如胃腔直径减小、狭窄、变形、僵硬、压迹、龛影、充盈缺损、黏膜褶皱变化等时，则需行进一步内镜检查。随着内镜技术的快速发展，内镜检查已基本取代X线钡餐检查，成为最常用的检查手段。目前结合医院实际情况，可酌情考虑使用上消化道X线钡餐检查进行胃癌筛查。

（4）内镜筛查：内镜及其活检是目前诊断胃癌的"金标准"，尤其是对平坦型和非溃疡性胃癌的检出率高于X线钡餐检查等方法。

五、总结

肠上皮化生并不等同于癌症。肠上皮化生有一定的癌变风险，但并非所有肠上皮化生都会发展为癌症。其癌变率相对较低，且从肠上皮化生发展到胃癌需要经历一个漫长的多阶段过程。然而，胃癌的发病率随年龄增长而升高，40岁以上人群发病率显著上升。筛查是早期发现胃癌的重要手段，由于内镜检查依赖设备和内镜医师资源，且内镜检查费用相对较高，检查过程伴随一定的痛苦，患者接受程度较差。因此，采用非侵入性诊断方法筛选出胃癌高风险人群，继而进行有目的的内镜下精查是较为可行的策略，如图5-1所示。

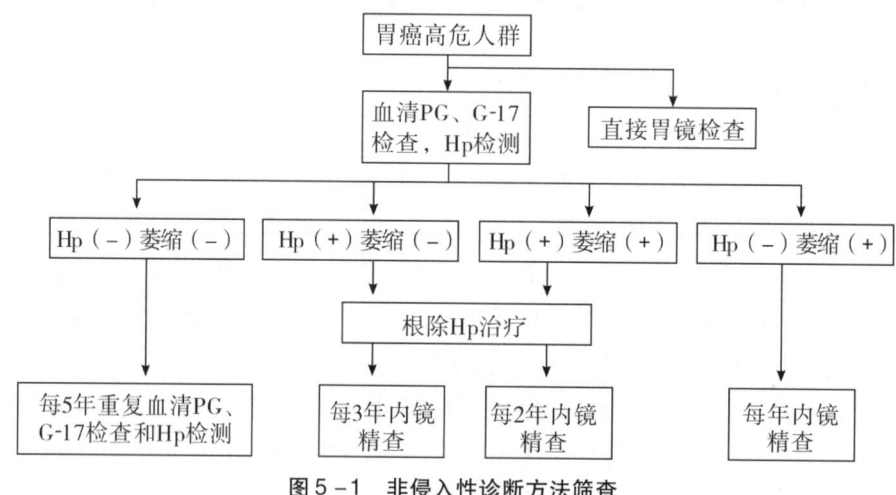

图5-1 非侵入性诊断方法筛查

图片来源：中华医学会。

参考文献：

[1] 玉珍，戴芸. 美国胃肠病协会临床实践指南解读：胃黏膜肠上皮化生的管理（2019年）[J]. 中华临床医师杂志（电子版），2020，14（3）：166-169.

[2] 国家消化系统疾病临床医学研究中心（上海），国家消化道早癌防治中心联盟中华医学会消化病学分会幽门螺杆菌学组，中华医学会健康管理学分会，等. 中国胃黏膜癌前状态和癌前病变的处理策略专家共识（2020年）[J]. 中华消化内镜杂志，2020，40（11）：253-263.

[3] 中华医学会肿瘤学分会，中华医学会杂志社. 中华医学会胃癌临床诊疗指南（2021版）[J]. 中华医学杂志，2022，102（16）：1169-1189.

[4] 中华医学会消化病学分会，中华医学会消化病学分会消化系统肿瘤协作组. 中国慢性胃炎诊治指南（2022年，上海）[J]. 中华消化杂志，2023，43（3）：145-175.

[5] SUGANO K, MOSS S F, KUIPERS E J. Gastric intestinal metaplasia: real culprit or innocent bystander as a precancerous condition for gastric cancer? [J]. Gastroenterology, 2023, 165 (6): 1352-1366.

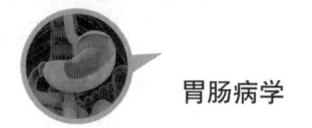

第六章 吃药吃到胃出血
——消化性溃疡

你是否听说过这样的案例：有人长期吃止痛药，出现反复饭后腹痛，某天突然呕出一口鲜血，赶紧去医院检查，胃镜结果显示有消化性溃疡！这有可能是吃药惹的祸。其实，消化性溃疡是一种常见的消化道疾病，约有10%的人在一生中患过这一疾病。它不仅是消化道出血的最常见病因，还可能引发穿孔、梗阻等严重并发症。然而，许多人对这一疾病的认识并不全面，甚至忽视了它的潜在危害。

本章将从病因、症状、诊断、治疗和预防等方面，全面解析消化性溃疡，帮助同学们更好地认识它，并采取科学的应对措施，守护消化道健康！

一、消化性溃疡的病因和发病机制

消化性溃疡是指胃肠黏膜发生的炎性缺损，通常与胃液中的胃酸和消化酶的消化作用有关，其病变可以穿透黏膜或达更深层次，主要包括胃溃疡和十二指肠溃疡。此外，消化性溃疡也可以发生在食管下段、胃肠吻合口、小肠和异位的胃黏膜上。

正常情况下，胃壁和小肠壁有一层黏膜屏障，像"防护罩"一样，能够抵挡胃酸、胃蛋白酶的侵蚀。消化性溃疡发病的机制是胃酸和胃蛋白酶的侵袭作用与黏膜的防御能力之间失去平衡，导致胃酸对黏膜产生"自我消化"。如果将胃黏膜屏障比作"屋顶"，将胃酸、胃蛋白酶比作"酸雨"，那么消化性溃疡就像是"屋顶"遇上虽然不大但长期持续的"酸雨"或过强的"酸雨"，最终导致"屋顶"被侵蚀，形成漏洞，即出现溃疡。发生消化性溃疡的常见原因如下。

1. 胃酸和胃蛋白酶分泌过量

正常人的胃黏膜约有10亿个壁细胞，这些细胞每小时分泌22 mmol的胃酸，维持胃内环境的平衡。然而，十二指肠溃疡的患者壁细胞数量和泌酸能力通常比正常人高出近1倍，在十二指肠溃疡的发生过程中，高胃酸分泌起着主导作用。过量的胃酸和胃蛋白酶会增强对黏膜的"攻击性"，打破胃酸与黏膜防御之间的平衡，从而导致溃疡的形成。

2. 幽门螺杆菌（Hp）感染

这是消化性溃疡的重要致病因素，十二指肠溃疡的患者Hp感染率高达90%。幽门螺杆菌会通过多种途径破坏胃壁的保护层，削弱黏膜的防御能力。

3. 药物因素

长期服用非甾体抗炎药（non steroidal anti-inflammatory drugs，NSAIDs），如阿司匹林、萘普生等，以及糖皮质激素、氯吡格雷、化疗药物、双膦酸盐、西罗莫司等药物的患者容易发生溃疡，这些药物会对胃黏膜造成局部损伤，破坏黏膜屏障，导致溃

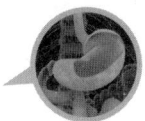

疡的发生。人们经常吃的止痛药——布洛芬，也属于非甾体抗炎药，是导致胃黏膜屏障被破坏的一大因素，因此，长期吃布洛芬的人群也是消化性溃疡的高发人群。

4. 黏膜防御与修复异常

在胃镜检查中，胃黏膜活检是一种常见的操作，但这可能会造成医源性的黏膜损伤（即医源性溃疡）。通常情况下，这种损伤无须药物治疗也能自行修复。然而，对于某些人群，尤其是在应激状态下，胃黏膜的血液和营养供应变差，导致黏膜的修复功能出现异常。此时，黏膜无法正常自愈，从而增加了溃疡发生的风险。简单来说，就像皮肤受伤后需要良好的血液循环来愈合一样，胃黏膜的修复也需要足够的血液和营养供应。如果这一过程受到影响，溃疡就可能"乘虚而入"。

5. 吸烟、喝酒

这些生活习惯会刺激胃酸分泌，同时酒精的亲脂性和溶脂性可导致胃黏膜糜烂甚至出血，从而破坏黏膜屏障。

6. 其他

年龄、遗传因素、十二指肠胃反流、应激、长期精神紧张、饮食不规律等都是消化性溃疡发生的常见诱因。

二、消化性溃疡的症状

"消化性溃疡到底有什么症状呢？出现哪些情况之后需要去医院做进一步的筛查呢？"这是许多人内心的疑问。消化性溃疡的典型症状包括以下六种，如果反复出现类似症状就要警惕了。

1. 上腹部疼痛

腹痛呈反复周期性发作，发作期可为数周或数月，缓解期亦长短不一。发作有季节性，多在秋冬和冬春之交。疼痛多为烧灼样或钝痛，也可为剧痛、饥饿样不适，常位于剑突下或上腹正中，有时候就像"火烧心"一样。疼痛具有节律性：胃溃疡多在餐后1小时内疼痛，1~2小时后逐渐缓解；十二指肠溃疡则多在空腹时疼痛，有时候还会在夜间疼痛，进食或者服用制酸药之后缓解。

2. 反酸和嗳气

胃酸反流至食管或口腔，自觉嘴里发酸，伴有不适感。

3. 恶心和呕吐

部分患者因溃疡刺激或胃排空障碍，可能出现恶心、呕吐；若消化性溃疡患者出现幽门梗阻，会出现明显腹胀，并反复呕吐含有胃酸的食物残渣。

4. 食欲减退和体重下降

由于进食后疼痛加重，患者可能因此减少进食量，导致体重下降。

5. 其他症状

部分患者可能没有典型疼痛，仅表现为腹胀、厌食、嗳气、反酸等消化不良症状；全身症状可能包括失眠等神经官能症的表现，或植物神经紊乱症状（如缓脉、多汗等）。老年消化性溃疡患者常无明显症状或仅有轻微症状。

6. 并发症

消化性溃疡如果不及时治疗，可能会引发一些严重的并发症，需要特别警惕：①出血。溃疡侵蚀血管可能导致消化道出血，表现为黑便或呕血，这是最常见的并发症之一。②穿孔。溃疡加深可能穿透胃壁或肠壁，导致穿孔，引发剧烈腹痛和腹膜炎，需要紧急手术。③幽门梗阻。溃疡反复发作可能导致幽门（胃的出口）狭窄或堵塞，引起腹胀、呕吐和无法正常进食。④癌变。少数长期不愈的胃溃疡可能发展为胃癌，需定期随访检查；而十二指肠溃疡癌变的概率几乎为 0。

需要注意的是，有些患者可能没有典型的溃疡症状，却突发大量呕血、大便变黑或剧烈的腹痛。这往往是溃疡引发的消化道大出血或穿孔的警示信号，病情极为凶险，需要大家高度重视，容不得丝毫懈怠。一旦遇到此类情况，务必迅速就医，寻求专业医生的帮助，以便尽早开展针对性的治疗，防止病情进一步恶化！

如果反复出现上述症状，尤其是上腹部疼痛、反酸、黑便或呕血等，建议及时就医，进行胃镜等检查，明确诊断并尽早治疗。早发现、早干预，才能避免病情加重或并发症的发生！

三、消化性溃疡的检查

如果怀疑自己患有消化性溃疡，去医院需要做哪些检查？一般来说，医生通常会根据症状的不同，建议做以下检查来确认：

1. 胃镜和胃黏膜或组织检查

胃镜检查是诊断消化性溃疡的"金标准"！它可直接观察胃、十二指肠黏膜变化情况，溃疡数量、大小、形态，以及周围改变；还可在直视下钳取活组织做病理检查，对溃疡做出准确诊断。此外，还能动态观察溃疡的活动期及愈合过程，明确急性出血的部位、出血速度和病因，观察药物治疗效果等。

2. 上消化道钡剂 X 线检查

对于不能耐受电子胃镜检查的患者，可行上消化道钡剂 X 线检查协助诊断。通过口服钡剂后进行 X 线检查，可以显示溃疡的龛影，但准确性不如胃镜。

3. 幽门螺杆菌感染检测

Hp 感染状态对分析溃疡的病因、治疗方案的选择具有重要意义。主要检测方法为 ^{13}C 尿素呼气试验、血清抗体检测、粪便抗原检测或胃黏膜活检。

4. 粪便隐血试验

该试验可以协助判断溃疡是否合并出血。溃疡活动期以及伴有活动性出血的患者，粪便隐血试验可呈阳性。

5. 计算机断层扫描（CT）检查

对于穿透性溃疡或者溃疡合并穿孔，CT 很有价值，可以发现穿孔周围组织的炎症、包块等。对于穿孔后腹腔游离气体的显示优于 X 线检查。

四、消化性溃疡的治疗

有些患者对消化性溃疡的治疗有疑惑："消化性溃疡能治好吗？我要吃多久的药呢？"答案是：消化性溃疡是完全可以治愈的！消化性溃疡并不是不治之症，只要规范、及时治疗，大多数患者可以康复。消化性溃疡的治疗目标非常明确：去除病因、控制症状、促进溃疡愈合、预防复发、避免并发症。主要的治疗方法如下。

1. 生活方式的调整

保持心情舒畅，不要过度劳累和焦虑。改善生活规律，培养良好的生活习惯，定时进食，细嚼慢咽，不宜过饱，避免吃刺激性食物，戒烟戒酒。避免再次服用非甾体类抗炎药。

2. 药物治疗

（1）四联疗法：如有幽门螺杆菌感染，目前最常用的治疗方法是四联疗法。该疗法由标准剂量质子泵抑制剂（proton pump inhibitors，PPI）加两种抗生素（如克拉霉素加阿莫西林）加铋剂组成，疗程为 10～14 天。需要注意的是，根除幽门螺杆菌感染并不容易，虽然按时、足量、足疗程服药可以加大治疗的力度，但是菌种的复感率也很高，且主要经口传播。因此，家族成员共同检测治疗，养成良好的卫生和进食习惯也很重要。

（2）抗酸治疗：抗酸治疗是消化性溃疡治疗中的重要步骤，最常用的抗酸分泌药物是 PPI 类药物，如奥美拉唑、兰索拉唑等，它们可以抑制胃酸分泌，作用持久。一般来说，十二指肠溃疡疗程为 4 周，胃溃疡疗程为 8 周，愈合率可达到 80%～100%。

（3）胃黏膜保护剂：像"创可贴"一样保护胃壁，促进愈合。常用的胃黏膜保护剂包括硫糖铝、铋剂等。

3. 内镜治疗

这是一种微创、高效的方法，主要用于处理溃疡出血或难治性溃疡。医生通过内镜直接找到溃疡，进行止血（如注射药物、烧灼或夹闭出血点）、修复（喷洒保护剂或使用生物胶）以及处理并发症（如扩张狭窄或修补穿孔）。治疗后需定期复查，确认溃疡愈合情况，并配合药物和生活方式调整，以防止复发。内镜治疗无须开刀，精准快速，是解决溃疡出血和复杂溃疡问题的理想选择。

4. 外科手术

手术治疗不是消化性溃疡的首选方法，若有消化道大出血、幽门梗阻、难治性溃疡、球部或球后明显狭窄等，且经内科治疗无效者；或有急性穿孔或巨大溃疡、重度异型增生等情况，应考虑外科治疗。手术治疗也不是一劳永逸的方法，有些患者手术后可能会有或多或少的并发症，包括术后胃出血、十二指肠残端破裂等。

5. 定期复查

治疗结束后需要定期复查，胃镜检查或幽门螺杆菌检测，确定溃疡是否完全愈合。

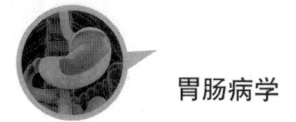

五、如何预防消化性溃疡

（1）注意卫生，使用公筷，避免幽门螺杆菌感染。

（2）饮食应规律，少食多餐，细嚼慢咽，吃清淡、易消化的食物，不要吃坚硬、粗糙、油腻等不易消化的食物。

（3）要保持乐观的情绪，注意休息，避免过度劳累、生气，减轻精神压力。

六、总结

消化性溃疡是一种多因素导致的常见疾病，其病因复杂，症状表现不一。然而，它是一种可防可治的疾病，关键在于早期发现、规范治疗和科学预防。通过现代医学手段，如内镜检查、幽门螺杆菌检测等手段可以明确诊断；通过消除病因、保护胃黏膜和调整生活方式，大多数患者可以完全康复，避免并发症的发生。同学们在日常生活中也要多加注意：保持饮食规律，避免长期服用非甾体抗炎药。如果身边有人出现消化性溃疡的相关症状，如上腹痛、消化不良等，应提醒其及时就医，做到早发现、早治疗，守护胃肠道健康！

七、思考与讨论

（1）目前消化性溃疡的治疗方案较为标准化，但患者的病因、症状和并发症存在差异。请思考，是否可以根据患者的病因和生活习惯制订个体化治疗方案？

（2）非甾体抗炎药（NSAIDs）是导致溃疡的重要药物，但其在疼痛和炎症治疗中不可或缺。如何在使用 NSAIDs 的同时最大限度地降低溃疡风险？

（3）精神压力、焦虑和抑郁可能通过神经内分泌机制影响胃酸分泌和黏膜血流，增加溃疡风险。心理干预（如认知行为疗法）是否有助于溃疡的预防和治疗？如何将心理支持纳入消化性溃疡的综合管理？

（4）消化性溃疡的病因中，幽门螺杆菌感染和非甾体抗炎药的使用是最常见的两个因素。请思考，如何通过公共卫生措施减少这两种因素对消化性溃疡的影响？

参考文献：

[1] 中华医学会全科医学分会.消化性溃疡基层诊疗指南（2023 年）［J］.中华全科医师杂志，2023，22（4）：321-328.

[2] 中华医学会消化病学分会.消化性溃疡诊断与治疗共识意见（2022 年，上海）［J］.中华消化杂志，2022，42（10）：651-660.

[3] LANAS A, CHAN F K L. Peptic ulcer disease［J］. The Lancet, 390 (10094)：613-624.

［4］中华医学会消化病学分会幽门螺杆菌学组. 第五次全国幽门螺杆菌感染处理共识报告［J］. 中华消化杂志，2017，37（6）：364-378.

［5］MALFERTHEINER P, MEGRAUD F, O'MORAIN C A, et al. Management of *Helicobacter pylori* infection—the Maastricht V/Florence consensus report［J］. Gut，2017，66（1）：6-30.

［6］中华医学会消化内镜学分会. 中国消化性溃疡出血内镜诊治专家共识（2020版）［J］. 中华消化内镜杂志，2020，37（8）：529-536.

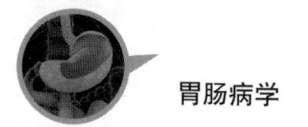
胃肠病学

第七章 "大三阳"和"小三阳"
——乙肝

乙型肝炎，简称乙肝，是一种由乙型肝炎病毒（hepatitis B virus，HBV）引起的肝脏疾病。在全球范围内，乙肝的发病率一直居高不下，具有较强的传播性，严重威胁人类的健康。据世界卫生组织统计，全球约有 2.57 亿慢性乙肝患者，每年约有 88.7 万人死于乙肝相关的肝硬化和肝癌。我国乙肝患者数量较大，乙肝病毒携带者数量众多，因此，了解乙肝的知识对于疾病预防和控制至关重要。

在日常生活中，我们常常听到"大三阳"和"小三阳"这两个名词，它们是对乙肝病毒感染状态的通俗说法。准确地说，"大三阳"和"小三阳"是指乙肝五项检查中特定指标的阳性组合。乙肝五项检查，也称为"乙肝两对半"，是检测人体是否感染乙肝病毒以及感染状态的常用方法。通过对这两个概念的深入了解，我们可以更好地认识乙肝病毒在人体内的感染情况和病情发展。

一、关于"乙肝"

乙肝病毒（HBV）是一种 DNA 病毒，其形态呈球形，直径约 42 nm，由包膜和核心两部分组成。包膜上含有乙肝表面抗原（HBsAg），这是乙肝病毒感染的重要标志物，也是乙肝疫苗的主要成分。核心部分则包含乙肝病毒的 DNA、DNA 聚合酶以及乙肝核心抗原（HBcAg）等。乙肝病毒在体内具有独特的生存方式。它主要感染肝脏细胞，病毒进入肝细胞后，将其 DNA 整合到肝细胞的基因组中，利用肝细胞的物质和能量进行复制和繁殖。乙肝病毒的复制过程涉及多个环节，这也为抗病毒治疗带来了一定的挑战。

1. 乙肝的传播途径

血液传播：这是乙肝最主要的传播途径之一。输入被乙肝病毒污染的血液或血液制品，使用未经严格消毒的注射器、针灸针、牙科器械等，都可能导致乙肝病毒的传播。此外，共用剃须刀、牙刷等个人物品，也有可能因皮肤黏膜破损而感染乙肝病毒。

母婴传播：母婴传播是乙肝传播的重要途径，包括宫内感染、分娩过程感染和产后感染。宫内感染是指乙肝病毒通过胎盘进入胎儿体内，这种情况相对较少见；分娩过程感染是指胎儿在分娩过程中，接触到母亲的血液、羊水或阴道分泌物而感染乙肝病毒，这是母婴传播的主要方式；产后感染则是指通过母乳喂养或日常生活密切接触而感染。

性传播：与乙肝病毒感染者发生无保护的性行为，有可能感染乙肝病毒。性传播在乙肝传播中所占比例相对较小，但也不容忽视。

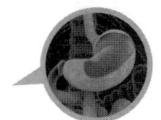

需要强调的是，日常生活接触，如共同进餐、握手、拥抱、咳嗽、打喷嚏等，一般不会传播乙肝病毒。因为乙肝病毒在体外的生存能力较弱，正常的社交活动不会导致病毒的传播。

2. 乙肝的预防措施

接种乙肝疫苗：接种乙肝疫苗是预防乙肝最有效的措施。乙肝疫苗的接种对象主要是新生儿、婴幼儿、15 岁以下儿童等未免疫人群以及医务人员、经常接触血液的人员、托幼机构工作人员、乙肝患者和乙肝病毒携带者的家庭成员等高危人群。乙肝疫苗全程需接种 3 针，按照 0、1、6 个月的程序进行接种。接种后，大部分人可产生有效的保护性抗体，从而预防乙肝病毒感染。

避免不安全注射：在医疗过程中，应严格遵守无菌操作原则，使用一次性注射器和医疗器械，避免不必要的注射和输血。对于需要输血的患者，应确保血液来源安全，经过严格的乙肝病毒检测。

使用安全套：在性行为中，正确使用安全套可以有效降低乙肝病毒的传播风险，尤其是对于乙肝病毒感染者的性伴侣。

二、乙肝的诊断和检测

1. 乙肝五项检查

乙肝五项检查，即"乙肝两对半"，是诊断乙肝最常用的方法。其包括乙肝表面抗原（HBsAg）、乙肝表面抗体（HBsAb）、乙肝 e 抗原（HBeAg）、乙肝 e 抗体（HBeAb）和乙肝核心抗体（HBcAb）。各项指标的临床意义如下：

（1）乙肝表面抗原（HBsAg）。该指标阳性表示感染了乙肝病毒，是乙肝病毒感染的特异性标志。

（2）乙肝表面抗体（HBsAb）。该指标阳性表示机体对乙肝病毒具有免疫力，常见于接种乙肝疫苗后或既往感染乙肝病毒后已康复的人群。

（3）乙肝 e 抗原（HBeAg）。该指标阳性提示病毒复制活跃，传染性强。

（4）乙肝 e 抗体（HBeAb）。该指标阳性表示乙肝病毒的 e 抗原消失，病毒复制受到抑制，传染性相对较弱。

（5）乙肝核心抗体（HBcAb）。该指标阳性表示曾经感染过乙肝病毒，无论病毒是否被清除，该抗体通常为阳性。

通过对乙肝五项检查结果的分析，可以初步判断患者的乙肝感染状态，如"大三阳""小三阳"、乙肝病毒携带者等。

2. 其他方法

其他常用检测方法主要包括病毒 DNA 检测和肝功能检查。病毒 DNA 检测是通过定量检测血液中的乙肝病毒 DNA 含量来评估病毒载量，判断病毒复制活跃程度。病毒 DNA 载量越高，表明病毒复制越活跃，传染性越强，对肝脏的损害也可能越大。病毒 DNA 检测结果对于乙肝的诊断、治疗方案的制订以及治疗效果的评估都具有重要意义。肝功能检查则是通过检测血液中的转氨酶、胆红素、白蛋白等指标，来

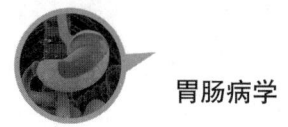

评估肝脏的损伤程度和功能状态的。其中，转氨酶（如谷丙转氨酶 ALT 和谷草转氨酶 AST）是反映肝脏炎症损伤的敏感指标，当肝细胞受损时，转氨酶会释放到血液中，导致其水平升高。胆红素升高则可能提示肝脏的胆红素代谢异常，白蛋白水平降低则反映肝脏的合成功能下降。肝功能检查结果可以帮助医生了解患者肝脏的健康状况，判断病情的严重程度。

三、"大三阳"和"小三阳"的定义

1. 什么是"大三阳"

在乙肝五项检查中，当乙肝表面抗原（HBsAg）、乙肝 e 抗原（HBeAg）和乙肝核心抗体（HBcAb）同时呈阳性时，被称为"大三阳"。乙肝表面抗原（HBsAg）是乙肝病毒感染的特异性标志，阳性表示已经感染了乙肝病毒；乙肝 e 抗原（HBeAg）是乙肝病毒复制活跃的标志，阳性提示病毒在体内大量复制，传染性较强；乙肝核心抗体（HBcAb）是乙肝病毒核心抗原刺激机体产生的抗体，只要感染过乙肝病毒，无论病毒是否被清除，该抗体通常为阳性。

2. 什么是"小三阳"

"小三阳"是指乙肝五项检查中，乙肝表面抗原（HBsAg）、乙肝 e 抗体（HBeAb）和乙肝核心抗体（HBcAb）呈阳性。乙肝 e 抗体（HBeAb）是人体针对乙肝 e 抗原产生的抗体，其阳性表示乙肝病毒的 e 抗原消失，病毒复制受到一定程度的抑制，传染性相对较弱。但需要注意的是，"小三阳"并不等同于病情较轻，仍需结合其他检查指标进行综合判断。

四、"大三阳"和"小三阳"的临床意义以及病情转归

1. "大三阳"的临床意义

病毒复制活跃：大三阳患者体内乙肝 e 抗原阳性，表明病毒复制活跃，血液中的病毒载量通常较高，传染性较强。这意味着患者在日常生活中，通过血液、母婴、性等途径传播乙肝病毒的风险较大。

病情进展风险：由于病毒复制活跃，"大三阳"患者的肝脏持续受到病毒的攻击，容易发展为慢性乙型肝炎。如果不及时进行有效的治疗，随着病情的进展，可能会逐渐发展为肝硬化甚至肝癌。据统计，慢性乙型肝炎患者中，有 20%～30% 会发展为肝硬化；而肝硬化患者中，每年又有 3%～5% 会发展为肝癌。

2. "小三阳"的临床意义

病毒复制相对减少："小三阳"患者体内乙肝 e 抗体阳性，提示病毒复制相对减少，血液中的病毒载量一般较低，传染性较弱。与"大三阳"相比，"小三阳"患者在日常生活中传播乙肝病毒的风险相对较小。

病情稳定性：部分"小三阳"患者的病情相对稳定，肝功能正常，病毒载量持续处于较低水平，这类患者通常不需要进行抗病毒治疗，但需要定期进行监测。然

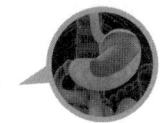

而，也有部分"小三阳"患者可能存在病毒变异，虽然乙肝 e 抗体阳性，但病毒仍然在体内活跃复制，导致肝脏持续受损，病情逐渐加重。因此，"小三阳"患者不能掉以轻心，需要密切关注病情变化。

3. 病情转归

在乙肝的自然病程中，"大三阳"患者可能通过有效的抗病毒治疗或自身免疫系统的作用，实现乙肝 e 抗原的血清学转换，即乙肝 e 抗原消失，乙肝 e 抗体出现，从而转变为"小三阳"。这种转变通常意味着病情趋于好转，病毒复制得到抑制，肝脏炎症减轻。然而，也有部分患者在病情发展过程中，可能会出现"小三阳"向"大三阳"的逆转，这往往提示病情出现反复或加重。

五、乙肝的治疗与管理

1. 抗病毒治疗

抗病毒治疗是乙肝治疗的关键。目前常用的抗病毒药物主要有两类：一类是核苷（酸）类似物，如恩替卡韦、替诺福韦等，这类药物通过抑制乙肝病毒的 DNA 聚合酶，阻止病毒的复制；另一类是干扰素，包括普通干扰素和聚乙二醇干扰素，干扰素具有抗病毒、免疫调节等作用，能够抑制病毒复制，调节机体的免疫功能。抗病毒治疗的适用人群主要包括乙肝病毒载量高、肝功能异常的患者，以及有肝硬化、肝癌家族史等高危因素的患者。抗病毒治疗需要长期坚持，不能随意停药，否则可能导致病情复发或加重。在治疗过程中，患者需要定期复查病毒 DNA 载量、肝功能等指标，以评估治疗效果。

2. 保肝治疗

保肝治疗主要是使用一些具有保护肝脏、减轻肝脏炎症损伤的药物，如甘草酸制剂、水飞蓟素等。保肝治疗可以作为抗病毒治疗的辅助手段，帮助减轻肝脏的炎症反应，促进肝细胞的修复和再生。但需要注意的是，保肝治疗不能替代抗病毒治疗——对于乙肝患者来说，抗病毒治疗才是根本性措施。同时，保肝药物的使用也需要谨慎，应在医生的指导下合理选用，避免滥用药物对肝脏造成额外的负担。

3. 定期监测

定期监测对于乙肝患者来说非常重要。通过定期复查乙肝五项、病毒 DNA 载量、肝功能、肝脏超声等指标，医生可以及时了解患者的病情变化，调整治疗方案。一般来说，对于病情稳定的乙肝患者，建议每 3～6 个月进行一次复查；对于正在接受抗病毒治疗的患者，复查的频率可能需要更高。定期监测可以早期发现病情的变化，如病毒耐药、病情进展为肝硬化或肝癌等，从而及时采取有效的治疗措施。

六、总结

"大三阳"和"小三阳"是乙肝病毒感染的不同状态，它们在病毒复制、传染性和病情发展等方面存在一定的差异。"大三阳"患者病毒复制活跃，传染性强，病情

进展风险较高;"小三阳"患者病毒复制相对减少,传染性较弱,但部分患者仍需警惕病情变化。乙肝的预防、治疗和管理至关重要。接种乙肝疫苗是预防乙肝的最有效措施。对于乙肝患者,应及时进行诊断和检测,坚持抗病毒治疗和保肝治疗,定期进行监测。乙肝患者往往面临着较大的心理压力,他们一方面担心疾病对自身健康的影响,另一方面可能受到社会歧视等因素的困扰。因此,通过对"大三阳"和"小三阳"以及乙肝相关知识的学习,我们可以更好地认识乙肝这种疾病,在提高自我保护意识,积极预防和控制乙肝病毒传播的同时,对乙肝患者多一份关爱和体谅,给予乙肝患者必要的心理支持和指导。

七、思考与讨论

(1)假设你是一名社区志愿者,负责向居民普及乙肝知识。现在有居民询问,自己的朋友是乙肝"小三阳"患者,他们经常一起吃饭、共用办公用品,他是否需要去做乙肝检查,你会如何回答并给出建议?

(2)抗病毒治疗需要长期坚持且不能随意停药,这对患者的依从性是个很大的挑战。从患者和医疗体系角度,分别可以采取哪些措施来提高患者的治疗依从性?

(3)虽然乙肝疫苗是预防乙肝的有效手段,但仍有部分人群因为各种原因未接种疫苗。结合实际情况,分析如何提高乙肝疫苗的接种覆盖率,特别是偏远地区、经济欠发达地区以及特殊人群(如流动人口)。

参考文献:

[1] LIU Z, LIN C, MAO X, et al. Changing prevalence of chronic hepatitis B virus infection in China between 1973 and 2021: a systematic literature review and meta-analysis of 3 740 studies and 231 million people [J]. Gut, 2023, 72 (12): 2354 - 2363.

[2] 艾小委,张梦阳,孙亚朦,等.《2024 年世界卫生组织慢性乙型肝炎患者的预防、诊断、关怀和治疗指南》推荐意见要点 [J]. 临床肝胆病杂志, 2024, 40 (5): 928 - 933.

[3] 中国医师协会感染科医师分会,国家感染性疾病临床医学研究中心. 乙型肝炎全人群管理专家共识(2023)[J]. 中华临床感染病杂志, 2024, 17 (1): 1 - 13.

[4] ZHENG Z, LU F, ZONG J, et al. Correlation study between HBsAg and HBV-DNA levels and the degree of liver damage in patients with "small three Yang" hepatitis [J]. Journal of laboratory medicine, 2019, 16 (23): 3433 - 3436.

第八章 吃太多真的会撑死吗
——急性胰腺炎

我们都有这样"快乐并痛着"的经历,胡吃海喝开怀"干饭"后,捂着肚子哀叹——吃太多了,要"撑死"了!吃太多真的会撑死吗?听起来像是夸张的玩笑,但实际上,暴饮暴食确实可能引发一种严重的疾病——急性胰腺炎。当饕餮盛宴遇上脆弱的胰腺,可能演变成吞噬生命的"体内战争"。急性胰腺炎总死亡率约为2%,但在器官持续性功能衰竭患者中,重症急性胰腺炎比例可达30%。急性胰腺炎与其背后的生死警报到底有着怎么样的渊源?

一、什么是急性胰腺炎

在人体腹腔深处,横卧着一个长约15 cm的鱼形器官——胰腺(见图8-1)。这个常被忽视的消化系统核心成员,日均分泌1.5～3 L富含消化酶的碱性液体。这些消化酶包括:胰淀粉酶(将碳水化合物分解为单糖)、胰脂肪酶(分解脂肪的关键物质)和胰蛋白酶原(激活后能分解蛋白质)。更重要的是,胰腺具有内分泌功能,胰岛β细胞分泌胰岛素,每日精准调控血糖,如同生物体内的"糖分调度员"。当这个精密系统失衡时,不仅消化过程会陷入混乱,整个机体的代谢都将面临崩溃。

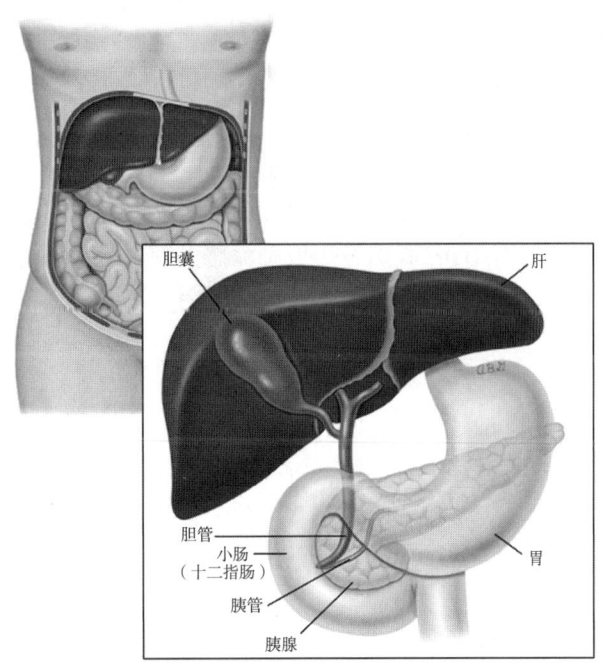

图8-1 胰腺在人体中的解剖位置

急性胰腺炎（acute pancreatitis，AP）是一种以胰腺自身消化为特征的炎症性疾病。正常情况下，胰腺分泌的胰液中含有的消化酶在进入十二指肠后才被激活，参与食物的消化。然而，在某些情况下，这些胰酶在胰腺内被提前激活，从而对胰腺自身及其周围的组织进行消化，导致胰腺水肿、出血及坏死等炎症性损伤。临床上急性胰腺炎以急性上腹痛、血淀粉酶或脂肪酶升高为特点。多数患者病情轻、预后好；少数患者可伴发多器官功能障碍，死亡率高。

二、急性胰腺炎的病因

急性胰腺炎的病因多种多样，主要包括以下四类：

1. 胆道疾病

胆石症及胆道感染是急性胰腺炎最常见的原因，占所有病例的40%～70%。由于胰管与胆总管共同开口于十二指肠壶腹部，一旦结石嵌顿在壶腹部，阻塞胆总管下端或胰管，就会导致胆汁和胰液排出不畅，胰管内压力升高，胰酶被激活，从而引发胰腺炎。

2. 酒精

长期大量饮酒是急性胰腺炎的另一大重要诱因。在美国，25%～35%的急性胰腺炎由酒精引起。酒精可以直接刺激胰腺分泌过多的胰液，同时还会引起十二指肠乳头水肿和Oddi括约肌痉挛，导致胰管内压力升高，胰酶在胰腺内被激活，引发炎症。同时，酒精在胰腺内氧化代谢时产生大量活性氧，也辅助激活炎症反应。

3. 高脂血症

高脂血症也是急性胰腺炎的重要诱因之一，尤其在近年来其发病率呈上升趋势，1%～14%的急性胰腺炎由高甘油三酯血症引起。当血液中的甘油三酯水平过高（≥11.3 mmol/L）时，脂肪颗粒会堵塞胰腺的毛细血管，导致胰腺缺血、缺氧，同时甘油三酯被分解产生的游离脂肪酸会对胰腺细胞产生毒性作用，从而诱发胰腺炎。

4. 其他因素

除了上述常见病因外，还有一些其他因素也可能导致急性胰腺炎的发生，如感染及全身炎症反应（如急性流行性腮腺炎、甲型流感、肺炎衣原体感染等）、药物（如噻嗪类利尿药、糖皮质激素、硫唑嘌呤等）、手术与创伤（如经内镜逆行性胆胰管造影术、腹部钝挫伤等）、代谢障碍（如甲状旁腺肿瘤引起的高钙血症）及自身免疫性疾病（如血管炎）等。

三、急性胰腺炎的症状

急性胰腺炎的症状有以下五种：

1. 腹痛

这是急性胰腺炎最典型的症状，疼痛通常位于上腹部，呈持续性，可向腰背部放射，疼痛程度因人而异，轻者仅有轻微不适感，重者可出现剧烈绞痛，常在进食后加重。

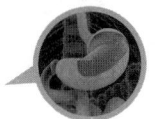

第八章 吃太多真的会撑死吗——急性胰腺炎

2. 恶心、呕吐

大多数患者会出现恶心和呕吐，呕吐后腹痛通常不会缓解，部分患者可能会出现反复干呕。

3. 发热

部分患者会出现发热，体温一般在 38 ℃左右，发热可能是胰腺炎症引起的全身反应所致，也可能是继发感染所致。

4. 腹胀

随着病情的发展，患者可能会出现腹胀，尤其是在重症急性胰腺炎患者中，腹胀可能更为明显，这是由于肠道功能受到抑制，肠内容物积聚所致。

5. 其他症状

重症急性胰腺炎患者还可能出现休克、呼吸困难、肾功能衰竭等多器官功能障碍的表现。

四、急性胰腺炎的诊断

急性胰腺炎的诊断主要依据患者的病史、症状、体征，以及实验室检查和影像学检查结果。作为急腹症之一，急性胰腺炎的诊断还应包括程度判断及相关病因的查找，预防重症胰腺炎发生并避免日后复发。

1. 病史和症状

医生会详细询问患者的病史，包括是否有胆道疾病、酗酒史、高脂血症等，同时结合患者的症状，如腹痛、恶心、呕吐等，初步判断是否为急性胰腺炎。

2. 实验室检查

（1）血清淀粉酶和脂肪酶：这是诊断急性胰腺炎重要的血清标志物。在急性胰腺炎发作时，血清淀粉酶和脂肪酶水平会显著升高。血清淀粉酶通常在发病后 2～12 小时内开始升高，48 小时开始下降，持续 3～5 天；血清脂肪酶于起病后 24～72 小时开始升高，持续 7～10 天。

（2）血常规：白细胞计数可能升高，提示有炎症反应。

（3）生化检查：可出现肝功能异常、血糖升高、血钙下降等情况。

（4）血脂检查：可出现血甘油三酯升高。

3. 影像学检查

（1）腹部超声：这是首选的影像学检查方法，可以发现胆结石、胰腺水肿或坏死等，是胰腺炎胆源性病因的初筛方法。

（2）腹部 CT 扫描：对于病情较重或超声检查结果不明确的患者，CT 扫描可以帮助进一步明确胰腺病变的范围和程度，协助确定有无胰腺炎、胰周炎性改变及胸、腹腔积液；增强 CT 有助于确定胰腺坏死程度，一般宜在起病 1 周左右进行。

4. 诊断急性胰腺炎的标准

诊断急性胰腺炎应具备下列三条中任意两条：①急性、持续性中上腹痛；②血淀粉酶或脂肪酶大于正常值上限的 3 倍；③典型影像学改变。此诊断一般应在患者就诊

48小时内明确。

5. 确定急性胰腺炎的程度

根据器官衰竭、胰腺坏死及胰腺感染情况，将急性胰腺炎分为四种程度：轻症急性胰腺炎、中度重症急性胰腺炎、重症急性胰腺炎、危重急性胰腺炎。

6. 循证病因

急性胰腺炎患者住院期间应努力寻找相关病因，使80%以上的患者病因得到明确，尽早解除病因，有助于缩短病程、预防重症急性胰腺炎的发作及日后复发。胆道疾病是急性胰腺炎的首要病因，应注意多个病因共同作用的可能。

五、急性胰腺炎的治疗

急性胰腺炎治疗的两大任务：去除病因、控制炎症。

1. 初始治疗

急性胰腺炎患者的初始治疗采用支持治疗，包括补液、止痛、营养与监测。

（1）补液。在诊断为急性胰腺炎后的24～48小时，唯一有效的治疗方法是静脉补液。炎性积聚所致第三间隙显著丢失，血管通透性增加所致液体从血管内向血管外渗出，恶心呕吐以及无法摄入足量液体，可共同引起血细胞比容、血尿素氮和肌酐升高，可能发展为坏死性胰腺炎（胰腺和/或胰周组织坏死）以及急性肾损伤。发病24小时仍持续存在血液浓缩，与发生坏死性胰腺炎有关。坏死性胰腺炎可导致血管渗漏综合征，从而引起第三间隙的液体丢失增多和胰腺灌注不足恶化。

（2）止痛。腹痛常是急性胰腺炎患者的主要症状，应使用镇痛药物治疗。未控制的疼痛可促使血流动力学不稳。处理腹痛时应注意把液体复苏是否充分放在首位，因为血管渗漏所致低血容量和血液浓缩可引起缺血性疼痛及乳酸酸中毒。阿片类药物能安全有效地控制急性胰腺炎患者的疼痛，需要静脉用阿片类药物，通常采用患者自控镇痛泵给药。氢吗啡酮或芬太尼（静脉用）可用于缓解急性胰腺炎患者的疼痛。

（3）营养。轻症胰腺炎患者通常恢复较快，因而不需要启动营养支持。患者可在耐受的情况下早期（24小时内）开始摄入软食，若患者没有肠梗阻的证据，也没有明显的恶心和/或呕吐，一般最初会采用低渣、低脂的软食。对于中度重症和重症胰腺炎患者，推荐通过内镜下或影像学引导下放置的鼻肠管给予肠内营养，而不是启用肠外营养。如果48～72小时内未达到目标喂养速度，或重症急性胰腺炎没有缓解，应予以补充性肠外营养。

（4）监测。急性胰腺炎患者应在发病后24～48小时接受密切监测。存在器官功能衰竭的患者需要持续监测有无其他可能发生的并发症。监测内容应包括血氧饱和度在内的生命体征，并进行辅助供氧以维持动脉血氧饱和度在95%以上；每小时测量尿量，并调整补液速度以维持尿量大于1 mL/（kg·h）；最初48～72小时应频繁监测电解质，尤其是对采取积极液体复苏的患者，注意纠正低钙血症；重症胰腺炎患者应每小时监测一次血糖水平，若有高血糖（血糖≥200 mg/dL）应予以治疗，因为高血糖可增加继发性胰腺感染的风险；重症监护室（intensive care unit，ICU）患者应

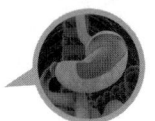

接受连续的膀胱压力测定,以监测有可能发生的腹腔间隔室综合征。

2. 并发症治疗

(1) 胰腺感染。胰腺感染是急性坏死性胰腺炎患者出现并发症和死亡的主要原因之一。对于胰腺或胰腺外组织坏死的患者,若经过 7~10 日的住院治疗后病情恶化(如临床病情不稳定、出现脓毒症生理表现、白细胞计数持续上升、发热)或没有改善,应怀疑存在感染性坏死。对于疑似感染性坏死的患者,建议进行经验性抗生素治疗,而非 CT 引导下细针抽吸活检。抗生素治疗无效或临床不稳定的感染性坏死患者可能需要行胰腺清创。清创术尽量推迟到首发症状出现 4 周后进行,以便让感染的坏死物形成包裹。通常采用微创方式进行坏死组织清除术(内镜、经皮、腹腔镜),仅在微创手术不可行或失败时才考虑开放性外科清创术。

(2) 胆石性胰腺炎。对于胆石性胰腺炎患者,若伴有胆管炎,推荐在早期(<24 小时)进行内镜下逆行胰胆管造影联合括约肌切开术。对于有胆石性胰腺炎或胆泥的患者,如未发现其他病因,只要具备手术条件,都应在急性胰腺炎恢复后切除胆囊。

六、总结

在与暴饮暴食的博弈中,当我们理解了胰腺这个"沉默器官"发出的警报,就能在享受美食与维护健康间找到平衡点。急性胰腺炎是一种严重的疾病,其发病与饮食、生活方式等因素密切相关。通过了解其病因、症状和预防措施,我们可以在日常生活中采取积极的措施,减少急性胰腺炎的发生风险。一旦出现急性胰腺炎的症状,应及时就医,接受专业的治疗,以免病情恶化,守护自己的健康。

虽然"吃太多会撑死"听起来有些夸张,但暴饮暴食确实可能引发急性胰腺炎,给身体带来严重的危害。因此,我们在享受美食的同时,也要注意控制饮食,保持健康的生活方式,关爱自己的身体。

七、思考和讨论

(1) 预防急性胰腺炎的关键在于控制病因和改善生活方式,结合本次课程内容,谈谈我们在日常生活中预防急性胰腺炎具体可采取哪些措施。

(2) 除了急性胰腺炎,你还了解哪些急腹症?

参考文献:

[1] FORSMARK C H E, VEGE S S, WILCOX C M. Acute pancreatitis [J]. The New England journal of medcine, 2016, 375 (20): 1972-1981.

[2] BOXHOORN L, VOERMANS R P, BOUWENSE S A, et al. Acute pancreatitis [J]. Lancet, 2020, 396 (10252): 726-734.

[3] YANG A L, VADNAVKAR S, SINGH G, et al. Epidemiology of alcohol-related liver and pancreatic disease in the United States [J]. Archives internal medicine, 2008, 168 (6): 649-656.

[4] JOHN SCHERER J, SINGH V P, PITCHUMONI C S, et al. Issues in hypertriglyceridemic pancreatitis: an update [J]. Journal of clinical gastroenterology, 2014, 48 (3): 195-203.

[5] 葛均波,徐永健,王辰. 内科学 [M]. 9版. 北京:人民卫生出版社,2018.

[6] 中华医学会外科学分会胰腺外科学组. 急性胰腺炎诊治指南(2021)[J]. 中华外科杂志, 2021, 20 (7): 730-739.

第九章 专盯年轻人的绿色癌症——炎症性肠病

在现代生活中,随着生活节奏的加快和生活方式的改变,一些疾病悄然威胁着年轻人的健康,炎症性肠病(inflammatory bowel disease,IBD)便是其中之一。它被称为"绿色癌症",虽然不具传染性,却给患者带来长期且严重的困扰,极大地影响了患者的生活质量。本章将深入介绍炎症性肠病的相关知识,包括定义、分类、病因、症状、诊断、治疗以及预防等,旨在提升大家对这一疾病的认识和重视程度。

一、炎症性肠病的基本概述

炎症性肠病是一组病因尚未完全明确的慢性非特异性肠道炎症性疾病,主要涵盖溃疡性结肠炎(ulcerative colitis,UC)和克罗恩病(Crohn's disease,CD)。这两种疾病在临床表现、病理特征和治疗方法上既存在相似之处,又有明显的差异。

(一)溃疡性结肠炎

溃疡性结肠炎是一种主要累及直肠和结肠黏膜的连续性炎症。病变通常从直肠开始,逆行向上发展,严重时可累及全结肠甚至末端回肠。其病理特征为黏膜和黏膜下层的弥漫性炎症,常见隐窝脓肿、溃疡形成等,但一般不累及肠壁全层。主要症状表现为腹泻、黏液脓血便、腹痛等,症状轻重不一,且常反复发作。

(二)克罗恩病

克罗恩病是一种慢性炎性肉芽肿性疾病,可累及从口腔至肛门的全消化道,呈节段性分布。其典型病理改变包括非干酪样坏死性肉芽肿、裂隙溃疡和肠壁全层炎症。临床表现除了腹痛、腹泻、体重下降外,还常伴有发热、疲乏等全身症状,以及肛周脓肿、瘘管等局部症状,也可能出现关节、皮肤、眼、口腔黏膜等肠外损害。

二、炎症性肠病的发病因素

炎症性肠病的病因和发病机制至今尚未完全明确,目前认为是由多种因素相互作用所致,包括遗传因素、环境因素、肠道微生物群以及免疫失衡等。

（一）遗传因素

大量研究表明，炎症性肠病具有显著的遗传倾向。家族聚集现象在 IBD 患者中较为常见，相关基因的突变或多态性与疾病的易感性密切相关。例如，*NOD2/CARD*15 基因的突变与克罗恩病的发病风险增加有关，而某些与免疫调节相关的基因多态性也可能影响溃疡性结肠炎的发病。不过，虽然在白种人中发现了部分与 IBD 发病相关的基因，但目前尚未发现与我国 IBD 发病相关的特定基因，这充分反映了不同种族、人群遗传背景的差异。

（二）环境因素

环境因素在炎症性肠病的发病过程中起着重要作用。近几十年来，全球 IBD 的发病率持续上升，这一现象首先出现在经济社会高度发达的北美及欧洲地区。在我国，以往该病较为少见，但近十多年来明显增多，已成为消化系统的常见病，这一疾病谱的变化有力地提示了环境因素起着关键作用。然而，具体是哪些环境因素影响炎症性肠病发病，目前尚未明确。生活方式的改变，如饮食结构的变化（高糖、高脂肪、低纤维饮食）、吸烟、长期精神压力等，都可能增加患病风险。此外，卫生条件的改善、抗生素的大量使用等可能改变肠道菌群的组成和功能，破坏肠道黏膜屏障，进而引发异常的免疫反应，最终导致炎症性肠病的发生。

（三）肠道微生物群

肠道微生物群是人体肠道内共生的微生物群落，对维持肠道健康起着至关重要的作用。在炎症性肠病患者中，肠道微生物群的组成和多样性发生了明显改变，有益菌减少，有害菌增多，这种失衡状态可能触发肠道免疫系统的异常激活，引发炎症反应。例如，大肠杆菌、肠球菌等条件致病菌的过度增殖，以及双歧杆菌、乳酸杆菌等有益菌的减少，都与 IBD 的发病密切相关。通过转基因或敲除基因方法造成免疫缺陷的 IBD 动物模型必须在肠道微生物存在的前提下才会发生炎症反应；抗生素治疗对某些 IBD 患者有效，这些都进一步说明肠道微生物在 IBD 的发生发展中起着重要作用。

（四）免疫失衡

正常情况下，肠道免疫系统对肠道内的共生微生物和食物抗原保持耐受状态。然而，在炎症性肠病患者中，肠道免疫系统出现异常，各种因素引起 Th1、Th2 及 Th17 炎症通路激活，炎症因子（如 IL-1、IL-6、IL-8、TNF-α、IFN-γ 等）分泌增多，导致炎症因子/抗炎因子失衡，最终致使肠道黏膜持续炎症，屏障功能受损。IBD 的发

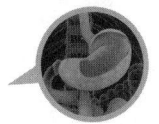

病过程可概括为：环境因素作用于遗传易感者，在肠道微生物的参与下引起肠道免疫失衡，损伤肠黏膜屏障，从而导致肠黏膜持续炎症损伤。

三、炎症性肠病的临床表现

炎症性肠病的临床表现丰富多样，且因疾病类型、病变部位和病情严重程度的不同而有所差异。

（一）溃疡性结肠炎的临床表现

本病可发生于任何年龄，多见于 20～40 岁，儿童或老年人也可见，男女发病率无明显差别。近年来，我国 UC 患病率明显增加，以轻中度患者占多数，但重症患者也不少见。

1. 消化系统表现

（1）腹泻和黏液脓血便：这是本病活动期最为重要的临床表现。大便次数及便血的程度与病情轻重密切相关，轻者排便 2～3 次/日，便血较轻或无；重者每日排便超过 10 次，脓血明显，甚至大量便血。

（2）腹痛：多为轻至中度腹痛，常为左下腹或下腹隐痛，也可累及全腹。患者常有里急后重感，便后腹痛可缓解。轻者可能无腹痛或仅有腹部不适。若并发中毒性巨结肠或炎症波及腹膜，患者会出现持续剧烈腹痛。

（3）其他症状：可能出现腹胀、食欲不振、恶心、呕吐等症状。

（4）体征：轻度、中度患者仅有左下腹轻微压痛，有时可触及痉挛的降结肠或乙状结肠。重型患者压痛明显。若出现腹肌紧张、反跳痛、肠鸣音减弱等体征，应警惕中毒性巨结肠、肠穿孔等并发症。

2. 全身反应

（1）发热：一般出现在中度、重度患者的活动期，呈低至中度发热，高热多提示病情进展、严重感染或并发症的存在。

（2）营养不良：衰弱、消瘦、贫血、低蛋白血症、水与电解质平衡紊乱等症状多出现在重症或病情持续活动者身上。

（3）肠外表现：包括外周关节炎、结节性红斑、坏疽性脓皮病、巩膜外层炎、前葡萄膜炎、口腔复发性溃疡等。骶髂关节炎、强直性脊柱炎、原发性硬化性胆管炎及少见的淀粉样变性等，可与 UC 共存，但与 UC 本身的病情活动度不一定相关。

（4）临床分型：按其病程、程度、范围及病期进行综合分型。

（5）临床类型：①初发型，指无既往史的首次发作；②慢性复发型，临床上最为常见，指缓解后再次出现症状，常表现为发作期与缓解期交替。

（6）疾病分期：分为活动期与缓解期。活动期按严重程度分为轻度、中度、重度。轻度指排便 < 4 次/日，便血轻或无，脉搏正常，无发热及贫血，血沉 <20 mm/h。重度指腹泻 >6 次/日，明显血便，体温 >37.8 ℃、脉搏 >90 次/分，血红蛋白<75%正常值，红细胞沉降率（ESR）>30 mm/h。介于轻度与重度之间的为中度。

（7）病变范围：分为直肠炎、左半结肠炎（病变范围在结肠脾曲以远）及广泛结肠炎（病变累及结肠脾曲以近或全结肠）。

（二）克罗恩病的临床表现

1. 消化系统表现

（1）腹痛：是最常见的症状，多位于右下腹或脐周，呈间歇性发作。查体时，腹部压痛部位多在右下腹。若出现持续性腹痛和明显压痛，则提示炎症已波及腹膜或腹腔内脓肿形成。

（2）腹泻：粪便多为糊状，可有血便，但次数增多，黏液脓血便通常没有 UC 明显。当病变累及下段结肠或肛门直肠时，患者可有黏液血便及里急后重感。

（3）腹部包块：10%～20% 的患者可出现腹部包块，这是肠粘连、肠壁增厚、肠系膜淋巴结肿大、内瘘或局部脓肿形成所致，多位于右下腹与脐周。

（4）瘘管形成：这是 CD 较为常见且较为特异的临床表现，因透壁性炎性病变穿透肠壁全层至肠外组织或器官而成。瘘管分内瘘和外瘘，内瘘可通向其他肠段、肠系膜、膀胱、输尿管、阴道、腹膜后等处；外瘘则通向腹壁或肛周皮肤。肠段之间内瘘形成可导致腹泻加重及营养不良。肠瘘通向的组织与器官因粪便污染可引发继发性感染。外瘘或通向膀胱、阴道的内瘘均可见粪便与气体排出。

（5）肛门周围病变：包括肛门周围瘘管、脓肿及肛裂等病变，有时肛周病变可为本病的首发症状。

2. 全身表现

（1）发热：与肠道炎症活动及继发感染有关。间歇性低热或中度发热较为常见，少数患者以发热为主要症状，甚至在较长时间不明原因发热之后才出现消化道症状。出现高热时，应注意是否合并感染或脓肿形成。

（2）营养障碍：由慢性腹泻、食欲减退及慢性消耗等因素引起。主要表现为体重下降，还可能有贫血、低蛋白血症和维生素缺乏等表现。青春期前发病者常有生长发育迟缓的情况。

（3）肠外表现：本病肠外表现与 UC 的肠外表现相似，但发生率较高，以口腔黏膜溃疡、皮肤结节性红斑、关节炎及眼病较为常见。

3. 临床分型

（1）临床类型：依疾病行为（B）可分为非狭窄非穿透型（B1）、狭窄型（B2）和穿透型（B3）以及伴有肛周病变（P），各型可有交叉或互相转化。

（2）病变部位（L）：可分为回肠末段（L1）、结肠（L2）、回结肠（L3）和上消化道（L4）。

（3）严重程度：根据主要临床表现的程度及并发症计算 CD 活动指数（clinical disease activity index, CDAI），用于区分疾病活动期与缓解期、估计病情严重程度

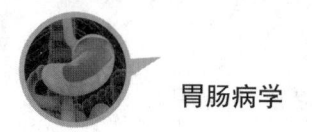

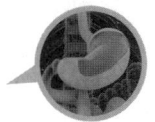

第九章 专盯年轻人的绿色癌症——炎症性肠病

（轻、中、重）和评定疗效。

四、炎症性肠病的诊断方法

炎症性肠病的诊断较为复杂，需要综合考虑患者的临床表现、实验室检查、内镜检查和影像学检查等多方面因素。

（一）溃疡性结肠炎的诊断

实验室检查包括以下内容：

（1）血液。贫血、白细胞数增加、红细胞沉降率（简称血沉）加快及C-反应蛋白（CRP）增高均提示UC处于活动期。若怀疑合并巨细胞病毒（cytomegalovirus，CMV）感染，可行血清CMV IgM及DNA检测。

（2）粪便。肉眼观常有黏液脓血，显微镜检可见红细胞和脓细胞，急性发作期可见巨噬细胞。粪钙卫蛋白增高提示肠黏膜炎症处于活动期。应通过粪便病原学检查排除感染性结肠炎。怀疑合并艰难梭菌（*Clostridium difficile*）感染时，可通过培养、毒素检测及核苷酸PCR等方法证实。

（3）内镜检查。结肠镜是本病诊断与鉴别诊断的最重要手段之一。检查时，应尽可能观察全结肠及末段回肠，确定病变范围，必要时取活检。UC病变呈连续性、弥漫性分布，从直肠开始逆行向近端扩展，内镜下所见黏膜改变有：①黏膜血管纹理模糊、紊乱或消失，黏膜充血、水肿、质脆、易出血及脓性分泌物附着；②病变明显处见弥漫性糜烂和多发性浅溃疡；③慢性病变常见黏膜粗糙，呈细颗粒状、炎性息肉及桥状黏膜，在反复溃疡愈合、瘢痕形成过程中结肠变形缩短，结肠袋变浅、变钝或消失。

（4）影像学检查。X线钡剂灌肠不作为首选检查手段，可作为结肠镜检查有禁忌证或不能完成全结肠检查时的补充检查。主要X线征象有：①黏膜粗乱和（或）颗粒样改变；②多发性浅溃疡，表现为管壁边缘毛糙，呈毛刺状或锯齿状，可见小龛影，亦可因炎症性息肉而表现为多个小的圆形或卵圆形充盈缺损；③肠管缩短，结肠袋消失，肠壁变硬，可呈铅管状。重度患者不宜做钡剂灌肠检查，以免加重病情或诱发中毒性巨结肠。

（5）病理检查。病变主要限于大肠黏膜与黏膜下层，呈连续性弥漫性分布。活动期时，结肠黏膜固有层内呈弥漫性中性粒细胞、淋巴细胞、浆细胞、嗜酸性粒细胞浸润，可见黏膜糜烂、溃疡及隐窝炎、隐窝脓肿。慢性期时，隐窝结构紊乱，腺体萎缩变形、排列紊乱、数目减少，杯状细胞减少，出现潘氏细胞化生及炎性息肉。

具有持续或反复发作腹泻和黏液脓血便、腹痛、里急后重，伴有（或不伴）不同程度全身症状者，在排除慢性细菌性痢疾、阿米巴痢疾、慢性血吸虫病、肠结核等感染性结肠炎及结肠CD、缺血性肠炎、放射性肠炎等基础上，具有上述结肠镜检查重要改变中至少一项及黏膜活检组织学所见，即可诊断本病。一个完整的诊断应包括其临床类型、临床严重程度、病变范围、病情分期及并发症。初发病例、临床表现不典型、结肠镜改变不典型者,暂不作出诊断,须随访 3~6 个月,根据病情变化再作诊断。

(二) 克罗恩病的诊断

(1) 实验室检查。主要指标变化与 UC 类似,如炎症活动时血常规结果见白细胞计数升高、贫血,CRP 和 ESR 升高,血清白蛋白降低等,可反映炎症程度和营养状况。

(2) 内镜检查。结肠镜应作为 CD 的常规首选检查,镜检应达末端回肠。镜下一般表现为节段性、非对称性的黏膜炎症,其中具有特征性的表现为非连续性病变、纵行溃疡和卵石样外观。胶囊内镜适用于怀疑小肠 CD 者,检查前应先排除肠腔狭窄,避免胶囊滞留的风险。小肠镜适用于病变局限于小肠,其他检查手段无法诊断,特别是需要取组织学活检者。

(3) 影像学检查。CT 或磁共振肠道显像(CT/MR enterography,CTE/MRE)可反映肠壁的炎症改变、病变分布的部位和范围、狭窄情况,以及肠腔外并发症如瘘管形成、腹腔脓肿或蜂窝织炎等,可作为小肠 CD 的常规检查。活动期 CD 的 CTE 典型表现为肠壁明显增厚、肠黏膜明显强化伴有肠壁分层改变,黏膜内环和浆膜外环明显强化(呈"靶征"或"双晕征");肠系膜血管增多、扩张、扭曲(呈"木梳征");相应系膜脂肪密度增高、模糊;肠系膜淋巴结肿大等。盆腔磁共振有助于确定肛周病变的位置和范围、了解瘘管类型及其与周围组织的解剖关系。胃肠钡剂造影及钡剂灌肠检查阳性率比较低,已被内镜及 CTE/MRE 所代替,但在条件有限的单位胃肠钡剂造影及钡剂灌肠检查仍可作为 CD 的检查手段,可见肠黏膜皱襞粗乱、纵行性溃疡或裂沟、鹅卵石征、假息肉、多发性狭窄或肠壁僵硬、瘘管形成、肠管假憩室样扩张等征象,病变呈节段性分布的特征性征象。腹部超声检查对发现瘘管、脓肿和炎性包块具有一定价值,可用于指导腹腔脓肿的穿刺引流。

(4) 病理检查。CD 的组织学特点为:①非干酪性肉芽肿,由类上皮细胞和多核巨细胞构成,可发生在肠壁各层和局部淋巴结;②裂隙溃疡,呈缝隙状,可深达黏膜下层、肌层甚至浆膜层;③肠壁各层炎症,伴固有膜底部和黏膜下层淋巴细胞聚集、黏膜下层增宽、淋巴管扩张及神经节炎等。

对慢性起病,伴有反复腹痛、腹泻、体重下降,特别是出现肠梗阻、腹部压痛、腹块、肠瘘、肛周病变、发热等表现者,临床上应考虑本病。世界卫生组织(WHO)提出的 CD 诊断要点列于相关表格。对初诊的不典型病例,应通过随访观察明确诊断。

五、炎症性肠病的治疗手段

炎症性肠病的治疗目标是诱导缓解和维持缓解,预防并发症,改善患者的生存质量。治疗方法包括药物治疗、营养支持治疗、手术治疗以及患者教育等,具体方案需根据疾病类型和病情程度有所调整。

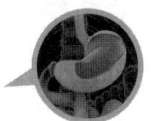

(一) 溃疡性结肠炎的治疗

1. 控制炎症反应

(1) 氨基水杨酸制剂：包括5-氨基水杨酸（5-ASA）制剂和柳氮磺吡啶（SASP），用于轻度、中度UC的诱导缓解及维持治疗。诱导治疗期5-ASA 3～4 g/d口服，症状缓解后可维持相同剂量或减量。5-ASA灌肠剂适用于病变局限在直肠及乙状结肠者，栓剂适用于病变局限在直肠者。SASP疗效与5-ASA相似，但不良反应远较5-ASA多见。

(2) 糖皮质激素：用于对5-ASA疗效不佳的中度及重度患者的首选治疗。口服泼尼松0.75～1 mg/（kg·d），重度患者也可根据具体情况先予静脉滴注，如氢化可的松200～300 mg/d和甲泼尼龙40～60 mg/d，症状好转后再改为甲泼尼龙口服。糖皮质激素只用于活动期的诱导缓解，症状控制后应予逐渐减量至停药，不宜长期使用。减量期间加用免疫抑制剂或5-ASA维持治疗。激素无效指相当于泼尼松0.75 mg/（kg·d）治疗超过4周，疾病仍处于活动期。激素依赖指：①虽能维持缓解，但激素治疗3个月后，泼尼松仍不能减量至10 mg/d；②在停用激素3个月内复发。重度UC在静脉使用糖皮质激素治疗无效时，可应用环孢素2～4 mg/（kg·d）静脉滴注作为补救治疗，大部分患者可取得暂时缓解，避免急症手术。

近年来，生物制剂如肿瘤坏死因子-α（TNF-α）抑制剂如英夫利昔单抗（infliximab）在重度UC的诱导缓解及补救治疗方面取得进展。

(3) 免疫抑制剂：用于5-ASA维持治疗疗效不佳、症状反复发作及激素依赖者的维持治疗。因其起效慢，不单独作为活动期诱导治疗。常用制剂有硫唑嘌呤及巯嘌呤，常见不良反应是胃肠道症状及骨髓抑制，使用期间应定期监测血白细胞计数。不耐受者可选用甲氨蝶呤。维持治疗的疗程根据具体病情决定，通常不少于4年。

(4) 对症治疗：及时纠正水、电解质平衡紊乱；严重贫血者可输血，低蛋白血症者应补充白蛋白。病情严重者应禁食，并予完全胃肠外营养治疗。对腹痛、腹泻的对症治疗，慎重使用抗胆碱能药物或止泻药（如地芬诺酯或洛哌丁胺），重症患者禁用，以防诱发中毒性巨结肠。抗生素治疗对一般病例并无指征，对重症有继发感染者，应积极抗菌治疗，静脉给予广谱抗生素。艰难梭菌及巨细胞病毒感染常发生于长期使用激素或免疫抑制剂的患者，导致症状复发或加重，应予以及时监测并治疗。

2. 患者教育

活动期患者应充分休息，调节情绪，避免心理压力过大。

急性活动期可给予流质或半流质饮食，病情好转后改为富营养、易消化的少渣饮食，不宜过于辛辣。注重饮食卫生，避免肠道感染性疾病。

按医嘱服药及定期医疗随访，不要擅自停药。反复病情活动者，应做好长期服药的心理准备。

3. 手术治疗

紧急手术指征为并发大出血、肠穿孔及中毒性巨结肠经积极内科治疗无效者。择

期手术指征包括：①并发结肠癌变；②内科治疗效果不理想、药物副反应大不能耐受者、严重影响患者生存质量者。一般采用全结肠切除加回肠肛门小袋吻合术。

（二）克罗恩病的治疗

控制炎症反应的治疗措施包括：

（1）氨基水杨酸类。对 CD 疗效有限，仅适用于病变局限在回肠末段或结肠的轻症患者。如症状不能控制、疾病进展，应及时改用其他治疗方法。

（2）糖皮质激素。对控制疾病活动有较好疗效，适用于各型中度至重度患者以及对 5-ASA 无效的轻度患者。部分患者表现为激素无效或依赖（减量或停药短期内复发），对这些患者应考虑加用免疫抑制剂。病变局限在回肠末端、回盲部或升结肠的轻至中度患者可考虑使用局部作用的激素布地奈德，口服剂量为每次 3 mg，3 次/日。

（3）免疫抑制剂。硫唑嘌呤或巯嘌呤适用于激素治疗无效或对激素依赖的患者，标准剂量为硫唑嘌呤 1.5～2.5 mg/（kg·d）或巯嘌呤 0.75～1.5 mg/（kg·d），该类药显效时间需 3～6 个月。不良反应主要是白细胞减少等骨髓抑制表现，应用时应严密监测。对硫嘌呤或巯嘌呤不耐受者可尝试选用甲氨蝶呤。

（4）抗菌药物。主要用于并发感染的治疗，如合并腹腔脓肿或肛周脓肿的治疗，在充分引流的前提下使用抗生素。常用药物有硝基咪唑类及喹诺酮类，也可根据药敏试验选用抗生素。

（5）生物制剂。近年针对 IBD 炎症通路的各种生物制剂在治疗 IBD 上取得良好疗效。抗 TNF-α 的单克隆抗体［如英夫利昔单抗（infliximab）及阿达木单抗（adalimumab）］对传统治疗无效的活动性 CD 有效，可用于 CD 的诱导缓解与维持治疗。其他生物制剂如阻断淋巴细胞迁移的维多珠单抗（vedolizumab）及拮抗 IL-12/IL-23 与受体结合的尤特克单抗（ustekinumab）也被证实有良好疗效。

（6）全肠内营养。对于常规药物治疗效果欠佳或不能耐受者，特别是青少年患者，全肠内要素饮食对控制症状，降低炎症反应有帮助。

（7）缓解期。5-ASA 仅用于症状轻且病变局限的 CD 的维持治疗。硫唑嘌呤或巯嘌呤是常用的维持治疗药物，剂量与活动期相同。使用英夫利昔单抗取得缓解者，推荐继续使用以维持缓解，也可在病情缓解后改用免疫抑制剂维持治疗。维持缓解治疗用药时间可至 4 年以上。

（8）对症治疗。纠正水、电解质平衡紊乱；贫血者可输血，低蛋白血症者输注人血白蛋白；重症患者酌用要素饮食及营养支持治疗，全肠内要素饮食除提供营养支持外，还有助于诱导缓解；腹痛、腹泻必要时可酌情使用抗胆碱能药物或止泻药；合并感染者静脉途径给予广谱抗生素。

（9）手术治疗。因手术后复发率高，故手术适应证主要是针对并发症，包括肠梗阻、腹腔脓肿、急性穿孔、不能控制的大量出血及癌变。瘘管的治疗比较复杂，需内外科医生密切配合，根据具体情况决定个体化治疗方案，包括内科治疗与手术治疗。对于病变局限且已经切除者，术后可定期随访。大多数患者需使用药物预防复

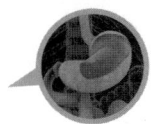

发,常用药物为硫唑嘌呤或巯嘌呤。对易于复发的高危患者可考虑使用英夫利昔单抗。预防用药推荐在术后2周开始,持续时间不少于4年。

(10) 患者教育。必须戒烟,其余内容同溃疡性结肠炎的患者教育内容。

六、炎症性肠病的预防措施

虽然炎症性肠病的病因尚未完全明确,但通过采取以下措施,可以在一定程度上降低患病风险。

(1) 保持健康的生活方式:合理饮食,增加膳食纤维的摄入,减少高糖、高脂肪、低纤维食物的摄入;戒烟限酒;适当运动、保持良好的心态、减轻精神压力等。

(2) 注意饮食卫生:避免食用不洁食物,减少肠道感染的概率。肠道感染可能触发或加重炎症性肠病的症状,保持饮食卫生能降低这种风险。

(3) 定期体检:对于有炎症性肠病家族史或出现不明原因腹痛、腹泻、便血等症状的人群,应及时进行体检,早期发现和治疗疾病。定期体检有助于在疾病早期阶段发现病变,从而采取有效的治疗措施,改善预后。

七、总结

炎症性肠病作为一种"绿色癌症",严重影响着年轻人的身心健康和生活质量。通过对其定义、分类、病因、症状、诊断、治疗以及预防等方面的深入了解,我们能够提高对这一疾病的认识和重视程度。在日常生活中,我们应保持健康的生活方式,注意饮食卫生,定期体检,做到早发现、早诊断、早治疗。对于患者而言,遵循医生的建议,积极配合规范的药物治疗、营养支持和必要的手术治疗,同时保持良好的心态,都有助于控制病情,提高生活质量。随着医学研究的不断深入,相信未来会有更多有效的治疗方法和预防措施,为炎症性肠病患者带来新的希望。

八、思考与讨论

(1) 除了文中提到的诊断方法,还有哪些新兴的技术或指标可能用于炎症性肠病的诊断?它们的优势和局限性是什么?

(2) 在炎症性肠病的治疗过程中,药物的不良反应是一个需要关注的问题。如何在保证治疗效果的同时,尽量减少药物不良反应对患者的影响?

(3) 对于炎症性肠病患者的长期管理,除了药物治疗和饮食调整,还可以从哪些方面入手,提高患者的生活质量和自我管理能力?

参考文献:

[1] 中华医学会消化病学分会炎症性肠病学组,中国炎症性肠病诊疗质量控制

评估中心. 中国克罗恩病诊治指南（2023年·广州）[J]. 中华炎性肠病杂志，2024，8（1）：2－32.

[2] 中华医学会消化病学分会炎症性肠病学组，中国炎症性肠病诊疗质量控制评估中心. 中国溃疡性结肠炎诊治指南（2023年·西安）[J]. 中华炎性肠病杂志，2024，8（1）：33－58.

[3] 吴开春，梁洁，冉志华，等. 炎症性肠病诊断与治疗的共识意见（2018年·北京）[J]. 中国实用内科杂志，2018，38（9）：796－813.

[4] KHOR B, GARDET A, XAVIER R. Genetics and pathogenesis of inflammatory bowel disease [J]. Nature, 2011, 474 (7351): 307－317.

[5] HODSON R. Inflammatory bowel disease [J]. Nature, 2016, 540 (7634): S97.

[6] GOODMAN W A, ERKKILA I P, PIZARRO T T. Sex matters: impact on pathogenesis, presentation and treatment of inflammatory bowel disease [J]. Nature review gastroenterol and hepatology, 2020, 17 (12): 740－754.

[7] VESTERGAARD M V, ALLIN K H, POULSEN G J, et al. Characterizing the pre-clinical phase of inflammatory bowel disease [J]. Cell reports medicine, 2023, 4 (11):101263.

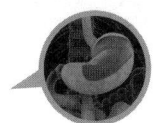

第十章 闻屁识健康
—— 肠道里的气体

在日常生活中，放屁是一种常见的生理现象，但其意义不仅仅是社交场合中的尴尬。实际上，屁的气味和频率可以为我们提供关于肠道健康状况的重要线索。肠道气体主要由肠道细菌分解未完全消化的食物残渣产生，这些积聚后的气体通过肛门排出体外的过程就是我们所说的"放屁"。本章将探讨屁的科学原理，以及如何通过屁来识别潜在的健康问题。

一、屁的成因与成分

肠道气体，通常被称为"屁"，是消化系统正常运作过程中的一种自然产物。了解肠道气体的来源和成分，有助于我们更好地理解消化系统的工作机制，并通过识别肠道气体来监测健康状态。

（一）肠道气体的产生

在消化过程中，肠道气体的产生主要有两个来源：

1. 吞咽空气

进食、饮水、说话或咀嚼口香糖时，我们会不自觉地吞咽一些空气进入胃部。部分空气会通过打嗝经口腔排出，剩余的则会进入肠道。

2. 肠道细菌分解食物残渣

食物在小肠中被消化吸收后，未被消化的残渣会进入大肠。在这里，数以万亿计的肠道细菌开始分解这些残渣。细菌在分解过程中，会产生各种气体，这是肠道气体的另一个主要来源。

肠道气体的产生是一个复杂的过程，涉及多种细菌的协同作用。这些细菌属于肠道微生物群落，它们在帮助我们消化食物、合成维生素和维持肠道健康方面发挥着重要作用。

（二）屁的成分

屁的成分相当复杂，但主要由以下六种气体组成：

1. 氮气（N_2）

氮气占屁成分的 70%～80%。氮气是无味的，主要来源于我们吞咽的空气。

2. 氧气（O_2）

氧气占屁成分的1%～2%，无味，同样来源于吞咽的空气。

3. 二氧化碳（CO_2）

二氧化碳占屁成分的20%～30%，无味，主要是肠道细菌分解食物过程中产生的。

4. 甲烷（CH_4）

甲烷占屁成分的5%～10%，无味，由肠道细菌分解食物产生。

5. 硫化氢（H_2S）

硫化氢虽然只占屁成分的极小部分（约1%），却是屁产生臭味的主要原因。它是由肠道细菌分解含硫氨基酸产生的。

6. 其他气体

其他气体包括氨气、吲哚、二甲硫等，这些气体虽然含量很少，但显著影响屁的气味。

这些气体在消化过程中扮演着不同的角色。例如，二氧化碳和甲烷是细菌发酵的直接产物，而硫化氢的产生则与肠道中特定细菌的活动有关。这些气体的排放有助于维持肠道内的压力平衡，同时也是肠道健康的一个重要指标。

二、屁的频率与健康

正常情况下，人体每天放屁次数为10～20次，总量约500 mL。放屁过多或过少都可能是存在健康问题的预警信号。

1. 放屁过多

放屁过多可能与饮食不当、肠胃功能失调或便秘有关。

2. 放屁过少或不放屁

放屁过少或不放屁可能提示肠道蠕动减弱，需警惕肠梗阻等疾病。

三、屁的气味透露的健康信息

屁的气味与其成分紧密相关，不同的气味对应不同的健康问题。

（1）无味或轻微气味的屁。通常表示肠道健康状况良好，这时应该保持现有的健康生活习惯。

（2）臭鸡蛋味的屁。这种气味主要是由硫化氢导致，可能意味着肠道内有过多的未消化蛋白质或脂肪，建议减少高蛋白高脂肪食物的摄入，增加水果、蔬菜等食物的摄入。

（3）鱼腥味的屁。这种味道主要和三甲胺有关，代表你的肠道可能出现了炎症。如果经常出现这种气味的屁，那么你就需要尽快就医检查。

（4）腐臭味的屁。通常和肠道内的"坏菌"有关，它们会分解食物残渣并产生

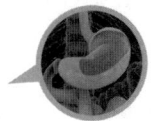

第十章　闻屁识健康——肠道里的气体

有害物质，建议调整饮食习惯，适量进食酸奶、泡菜等，增加体内益生菌的数量。

（5）酸味的屁。常由胃酸过多或者胃酸过多流至肠道引起，通常与不良的饮食习惯有关，建议规律饮食，保护胃健康。

（6）粪臭味的屁。可能与饮食过于油腻有关，建议多吃蔬菜，加强运动。

此外，屁的气味还可以反映我们的饮食习惯。例如，食用过多的豆类、洋葱、西蓝花、卷心菜、红薯、香蕉和碳酸饮料等产气食物，不仅会增加放屁的频率，甚至可能使屁声更加响亮。某些人消化酶分泌不足或对某些食物不耐受（如乳糖不耐受、麦麸不耐受），也可能导致排气增多。如果你的饮食比较油腻，吃的肉类太多，屁可能会带有明显的臭鸡蛋味。

四、屁的医学意义

肠道气体分析在医学领域中扮演着至关重要的角色，它为医生提供了一种非侵入性的方式来评估和监测患者消化系统的健康状况。通过仔细研究屁的成分和排放模式，医生可以获得关于患者肠道内环境的宝贵信息，这对于辅助诊断和治疗一系列消化系统疾病至关重要。

1. 诊断消化不良和肠道炎症

消化不良是肠道气体分析的常见应用之一。当食物在小肠中未被充分消化，它们会进入大肠，在那里被肠道细菌分解。这一分解过程会产生硫化氢、甲烷等气体，这些气体的增加可能表明消化过程中出现了问题。此外，肠道炎症，如克罗恩病或溃疡性结肠炎，也可能导致特定气体的产生增加，因为炎症改变了肠道细菌的组成与活性。

2. 识别食物不耐受

食物不耐受（如乳糖不耐受）是由于个体缺乏分解特定食物成分的酶。例如，乳糖不耐受是缺乏乳糖酶导致乳糖在大肠中被细菌发酵，产生大量气体，引起腹胀、腹痛和放屁。通过监测这些症状伴随的肠道气体变化，可以帮助诊断食物不耐受问题。

3. 检测肠道肿瘤

肠道肿瘤可能改变肠道环境，影响细菌的组成和活动，从而影响肠道气体的产生。某些类型的肿瘤与特定气体产生模式相关联。例如，结直肠癌可能与甲烷产生量增加有关。因此，肠道气体分析可能有助于早期发现肠道肿瘤。

4. 监测治疗效果

在治疗过程中，肠道气体的监测也非常重要。例如，对于接受抗生素治疗的患者，肠道气体分析可以帮助评估治疗效果，监测肠道菌群平衡的恢复情况。对于接受特定饮食或营养补充剂治疗的患者，肠道气体的变化也可以反映治疗效果。

五、维护肠道健康

维护肠道健康是确保整体健康的关键因素之一。肠道不仅负责消化和吸收营养，还与免疫系统功能、情绪调节以及疾病预防密切相关。以下是维护肠道健康的一些策略。

（一）健康策略

1. 均衡饮食

保持饮食多样化，确保摄入足够的膳食纤维、维生素和矿物质。膳食纤维是肠道健康的关键，因为它有助于促进肠道蠕动，预防便秘，并为肠道细菌提供营养。

2. 适量水分

充足的水分摄入有助于软化粪便，促进肠道气体的排出，减少便秘的发生。

3. 规律运动

定期进行体育活动，如散步、游泳或瑜伽，可以增强肠道蠕动，帮助消化系统更有效地运作。

4. 压力管理

长期的压力和焦虑可能对肠道功能产生负面影响。通过冥想、深呼吸、瑜伽或其他放松技巧来调节情绪，有助于维持肠道健康。

5. 充足的睡眠

保证充足的睡眠对肠道健康同样重要，因为睡眠有助于肠道等身体组织的修复和恢复。

（二）补充益生菌和益生元

益生菌是生活在肠道中的有益细菌，它们有助于维持肠道微生物群落的平衡，增强免疫系统，并促进营养吸收。益生元则是益生菌的"食物"，可以促进益生菌的生长和活性。

1. 含益生菌的食物

通过食用富含益生菌的食物，如酸奶、发酵乳制品、泡菜、味噌汤等，可以增加益生菌的摄入。

2. 补充剂

在医生的建议下，可以考虑使用益生菌补充剂来增加肠道中的有益细菌。

3. 含益生元的食物

食用富含益生元的食物，如大蒜、洋葱、香蕉和全谷物，可以为益生菌提供营养，促进其生长。

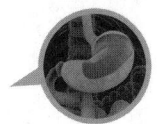

（三）定期体检

定期体检对于早期发现潜在的健康问题至关重要，包括可能影响肠道健康的疾病。

1. 肠道检查

定期进行肠道检查，如结肠镜检查或粪便隐血测试，有助于早期发现肠道疾病，如息肉或癌症。

2. 健康监测

通过定期监测体重、血压和血糖水平，可以预防和管理可能影响肠道健康的慢性疾病，如糖尿病。

3. 疾病预防

定期体检有助于识别和预防可能影响肠道健康的疾病，如心血管疾病和肥胖。

通过实施这些策略，我们可以有效地维护肠道健康，预防疾病，提高生活质量。记住，肠道健康是身体健康的重要组成部分，值得我们投入时间和精力去维护。

六、结语

肠道气体虽然是一个不常被公开讨论的话题，但它是我们身体健康的一个重要指标。通过了解肠道气体的来源、成分及其与健康的关系，我们可以更好地监测和管理自己的健康。

七、思考与讨论

（1）除了肠道气体，还有哪些身体信号可以反映我们的肠道健康状况？

（2）在日常生活中，我们可以采取哪些措施来改善和维护肠道健康？

（3）如果你或你的家人需要进行肠道相关的检查，应如何准备？

参考文献：

[1] 约瑟夫. 屁背后的小秘密 [J]. 江苏卫生保健，2019（11）：51.

[2] 屁是健康晴雨表 [J]. 乡村科技，2013（1）：40.

[3] 陈永兴. 检测肠道气体中一氧化碳、硫化氢、可燃气体在结直肠癌发展中的临床意义 [D]. 广州：南方医科大学，2022.

[4] 张旭升. 基于呼出气体检测肺癌和肠道疾病的电子鼻仪器设计 [D]. 杭州：浙江大学，2018.

[5] 李佩. 结肠腔内氢气甲烷水平与肠易激综合征症状的相关性分析 [D]. 福州：福建中医药大学，2016.

第十一章 一考试就拉肚子是病吗
——肠易激综合征

肠易激综合征（irritable bowel syndrome，IBS），被定义为一种以腹痛伴肠功能紊乱为主要特征的慢性疾病。IBS 通常在青春期或 20 多岁时发病，多因某次急性胃肠炎或情绪应激诱发，表现为与排便相关的不定周期反复发作的腹痛，严重影响生活质量。一般结肠镜检查无明显异常，腹痛难以用器质性疾病来解释。本章将详细介绍 IBS 的相关知识，帮助大家正确认识这一疾病，并在出现相关症状时能及时寻求有效帮助。

一、肠易激综合征的基本概念

肠易激综合征是一组持续或间歇发作的肠道功能紊乱性疾病，以腹痛、腹胀、排便习惯和（或）大便性状改变为临床表现，但缺乏胃肠道结构和生化异常。全世界总体患病率约为 11.2%，我国普通人群总体患病率为 1.4%～11.5%，然而仅 25% 的 IBS 患者到医院就诊。患者以中青年居多，50 岁以后首次发病少见；在中国不同地区，男性、女性 IBS 患病率之比为 1∶1～1∶2.85。

二、肠易激综合征的主要表现

IBS 起病隐匿，症状反复发作或呈慢性迁延，病程可长达数年至数十年，但全身健康状况却不受影响。症状一般在清醒状态下出现，很少会影响睡眠。

1. 腹痛

几乎所有 IBS 患者都有不同程度的腹痛。疼痛部位不固定，以下腹和左下腹多见。多于排便或排气后缓解。

2. 腹泻

一般每日 3～5 次，少数严重发作期可达十数次。大便多呈稀糊状，也可为成形软便或稀水样，多带有黏液，部分患者粪质少而黏液量很多，但无脓血。部分患者可出现腹泻与便秘交替发生的情况。

3. 便秘

排便困难，粪便干结、量少，呈羊粪状或细杆状，表面可附黏液。

4. 其他消化道症状

多伴腹胀，可有排便不尽感、排便窘迫感。

5. 全身症状

相当一部分患者会出现失眠、焦虑、抑郁、头晕、头痛等精神症状。

三、肠易激综合征的病因和发病机制

1. 肠易激综合征的诱因

（1）食物和饮食习惯：食物过敏、食物不耐受。①摄入不能被完全吸收的碳水化合物类食物、富含生物胺的食物、刺激组胺释放的食物，以及油炸类和高脂肪食物。②高发酵饮食：富含发酵性寡糖、双糖、单糖和多元醇的食物。③每餐食量过大：吃得太快或用餐间隔过长。

（2）精神因素：如长期压力、焦虑、抑郁和恐惧。

（3）药物影响：如泻药。

（4）激素水平等。

2. 肠易激综合征的病因和发病机制

（1）胃肠动力学异常。结肠电生理研究显示，以便秘、腹痛为主的IBS患者，3次/分的慢波频率明显增加，腹泻型IBS患者的高幅收缩波明显增加。患者对各种生理性和非生理性刺激（如进食、肠腔扩张、肠内容物以及某些胃肠激素）的动力学反应过强，且症状反复发作。

（2）内脏高敏感性。直肠气囊充气试验表明，IBS患者充气疼痛阈值明显低于对照组。IBS患者对胃肠道充盈扩张、肠平滑肌收缩等生理现象敏感性增强，易产生腹胀、腹痛。

（3）肠道感染。约10%的肠道感染会发展为IBS，有肠道感染史的患者，其IBS发病率比无肠道感染史的患者高4倍。

（4）胃肠道激素。某些胃肠道肽类激素（如缩胆囊素等）可能与IBS症状有关。

（5）精神心理障碍。IBS患者的焦虑、抑郁评分高于健康人群，焦虑和抑郁发生率更高，且精神症状与肠道症状的严重程度和发生频率均呈正相关。

（6）肠道微生态失衡。IBS患者肠道菌群种类的相对丰度与健康人群存在差异，主要表现为菌群多样性、黏膜相关菌群种类和菌群比例改变，其代谢产物与IBS症状相关，还存在明显的小肠细菌过度生长。

四、肠易激综合征的诊断

1. 诊断标准

诊断主要基于症状，并非排除性诊断。

反复发作腹痛、腹胀、腹部不适，具备以下任意两项或两项以上：①症状与排便相关；②伴有排便频率改变；③伴有粪便性状或外观改变，诊断前症状至少持续6个月，且近3个月符合以上诊断标准。

2. 肠易激综合征的分型

根据患者排便异常时的主要粪便性状［布里斯托（Bristol）大便分类法，见图11-1］，分为以下几种类型。

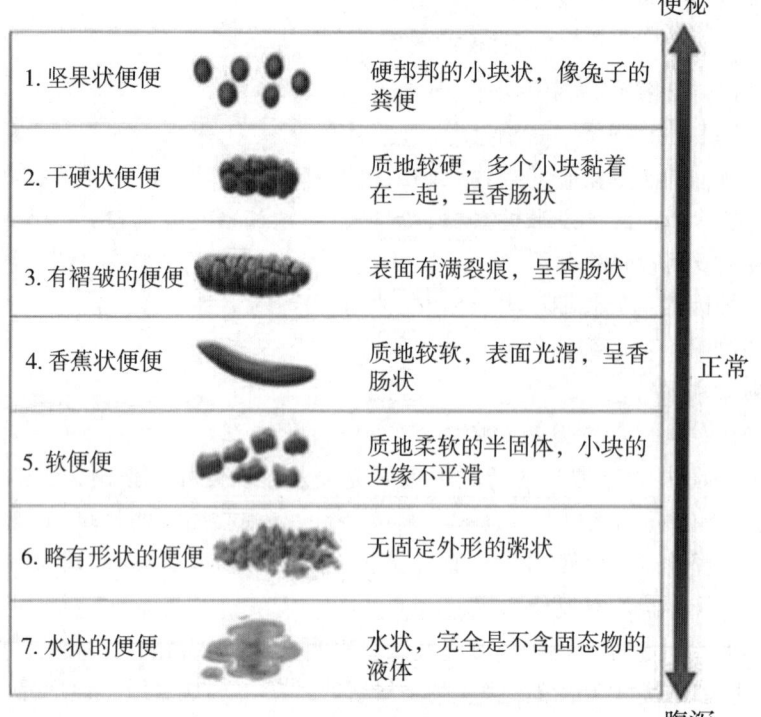

图 11-1 布里斯托大便分类

（1）腹泻型肠易激综合征（IBS-D）：异常排便（按天数计算）中大于 1/4 为 6 型或 7 型，且小于 1/4 的排便为 1 型或 2 型。

（2）便秘型肠易激综合征（IBS-C）：异常排便（按天数计算）中大于 1/4 为 1 型或 3 型，且小于 1/4 的排便为 6 型或 7 型。

（3）混合型肠易激综合征（IBS-M）：异常排便（按天数计算）中大于 1/4 为 1 型或 3 型，且大于 1/4 的排便为 6 型或 7 型。

（4）未定型肠易激综合征（IBS-U）：患者的排便习惯无法准确归类至 IBS-D、IBS-C、IBS-M 任一类型。

3. 警报征象

具有警报征象者更易于确诊器质性疾病：年龄大于 40 岁、便血、粪便隐血试验阳性、夜间排便、贫血、腹部包块、腹水、发热、非刻意体重减轻、结直肠癌或 IBD 家族史。

4. 诊断 IBS 并不排除对其他功能性胃肠病的诊断

（1）IBS 常与其他功能性肠病（如功能性腹泻、功能性腹胀或腹部膨胀、功能性便秘、非特异性功能性肠病）和功能性排便障碍并存。

（2）IBS 常合并功能性消化不良、胃食管反流病等。

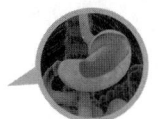

五、肠易激综合征的治疗

1. 饮食调整

（1）规律饮食，避免暴饮暴食，应细嚼慢咽，多喝水。

（2）未进食产气食物仍然伴有持续腹胀的患者，尤其是已知乳糖不耐受者，建议尝试无乳糖饮食，减少牛奶及其他奶制品的摄入。

（3）腹胀腹痛患者可采用低可发酵碳水饮食（low-fermentation diet，LFD），避免进食酒精、咖啡因、豆类、洋葱、胡萝卜、卷心菜等产气食物，以及蜂蜜、苹果、梨、樱桃等。

（4）麸质敏感者应采用无麸质饮食方案（gluten-free diet，GFD），避免摄入大麦、小麦和燕麦等含麸质的食物。

（5）以便秘表现为主的患者可以多吃膳食纤维高的食物。

（6）不推荐有营养不良和进食障碍等问题的患者采用限制性饮食，注意饮食史筛查。

（7）推荐成本和便利性友好的传统饮食建议（traditional dietary advice，TDA）作为非便秘型IBS的首选饮食疗法，LFD和GFD可根据患者的特定偏好和专业饮食指导酌情选用。

2. 生活方式调整

至少坚持12周每周3～5次高负荷的体格锻炼；每周3～5天内进行20～60分钟的身体锻炼（如跑步、有氧运动、骑自行车等）。

3. 心理认知和行为学指导

以下患者应进行心理认知和行为学指导：①社会支持不足、有创伤经历或人际关系失调的IBS患者。②合并精神疾病的患者。③常规药物疗效不理想的患者，对12个月以上药物治疗无效并发展为难治性IBS的患者，应尽早实施心理干预。

4. 药物对症治疗

（1）腹痛。解痉药可改善IBS症状，特别对腹痛症状疗效明显，常用药物主要包括抗胆碱能药物和钙通道阻滞剂。

（2）腹泻。可根据患者病情适当选用止泻剂，目前主要应用的药物有阿片类受体激动剂、5-HT_3受体拮抗剂、胆汁酸螯合剂和抗生素。

（3）便秘。目前主要的药物有促分泌剂、5-HT_4受体激动剂和泻药。

（4）抗抑郁药。目前应用的药物主要包括三环类抗抑郁药和新型的5-HT羟色胺再摄取抑制剂。

（5）肠道微生态制剂。如双歧杆菌、乳酸杆菌、酪酸菌等制剂，可调节肠道失调菌群，对腹泻、腹胀有一定疗效。

六、肠易激综合征的相关问题

（1）大气污染物的长期暴露可能增加肠易激综合征的发病风险：研究表明，可

吸入颗粒物（PM10）每增加10 μg/m³，IBS发病风险增加14%；细颗粒物（PM2.5）每增加10 μg/m³，IBS发病风险增加33%。IBS发病率与PM2.5和环境中有毒物质释放相关。

（2）健康生活行为方式与肠易激综合征发病相关：五种健康生活行为方式为不吸烟、优质睡眠、高强度运动、高质量饮食和适度饮酒。与不遵从任何一种健康生活行为方式的研究对象相比，遵从1种、2种和3～5种健康生活行为方式的研究对象发生肠易激综合征的风险显著降低。

（3）对近45万名受试者进行超过10年的随访发现，肠易激综合征患者患消化道癌症的风险较低［风险率（HR）=0.79，尤其是结直肠癌］，且癌症死亡率也相应降低（HR=0.83）。

七、总结

肠易激综合征以腹痛、腹胀、排便习惯和（或）大便性状改变为临床表现，急性和慢性应激可诱发或加重其症状，严重影响患者的生活质量。一般结肠镜检查无明显异常，其发病机制与胃肠动力学异常、内脏高敏感、肠道感染、肠道菌群失衡等相关。大家在今后的学习和生活中要学会调节情绪和释放压力，如果自己或家人出现肠易激综合征的相关症状，不要过于担心，要积极配合医生排查器质性病变，遵医嘱进行饮食和生活方式的调整，必要时接受药物治疗。

八、思考与讨论

（1）除了肠易激综合征，你还知道哪些以腹痛、腹胀、排便习惯和（或）大便性状改变为临床表现的消化系统疾病呢？你知道它们和肠易激综合征的鉴别点在哪里吗？

（2）除了肠易激综合征，你还知道哪些跟心理应激相关的疾病呢？当我们调节情绪和释放压力后，这些疾病的症状一定能缓解或消失吗？

（3）肠易激综合征的症状与心理应激相关，那么肠应激综合征症状的严重程度能否反映心理应激的严重程度呢？你是怎么理解心理因素和生理因素之间的因果关系的呢？

参考文献：

［1］中华医学会消化病学分会胃肠功能性疾病协作组，中华医学会消化病学分会胃肠动力学组. 2020年中国肠易激综合征专家共识意见［J］. 中华消化杂志，2020，40（12）：803-818.

［2］WU S, YUAN C, LIU S, et al. Irritable bowel syndrome and long-term risk of cancer: a prospective cohort study among 0.5 million adults in UK Biobank ［J］. American

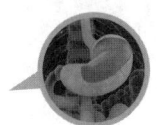

第十一章 一考试就拉肚子是病吗——肠易激综合征

journal of gastroenterology, 2022, 117 (5): 785-793.

[3] OKAFOR P N, DAHLEN A, YOUSSEF M, et al. Environmental pollutants are associated with irritable bowel syndrome in a commercially insured cohort of california residents. [J]. Clinical gastroenterology and hepatology, 2023, 21 (6): 1617-1626.

[4] RAN Y, LEI J, LI L, et al. Particulate matter exposure may increase the risk of irritable bowel syndrome: a large-scale prospective study based on the UK Biobank [J]. Environmental science: Nano, 2024, 11 (3): 846-854.

[5] CHEY W D, HASHASH J G, MANNING L, et al. AGA clinical practice update on the role of diet in irritable bowel syndrome: expert review [J]. Gastroenterology, 2022, 162 (6): 1737-1745.

[6] REJ A, SANDERS D S, SHAW C C, et al. Efficacy and acceptability of dietary therapies in non-constipated irritable bowel syndrome: a randomized trial of traditional dietary advice, the low FODMAP diet, and the gluten-free diet [J]. Clinical gastroenterology and hepatology, 2022, 20 (12): 2876-2887.

[7] WU S, YUAN C, LIU S, et al. Irritable bowel syndrome and long-term risk of cancer: a prospective cohort study among 0.5 million adults in UK Biobank [J]. The American journal of gastroenterology, 2022, 117 (5): 785-793.

第十二章 变黑了的肠子
——便秘

肠子变黑在临床上通常指肠道黑变病，结肠黑变病（melanosis coli，MC）是一种与长期使用刺激性泻药密切相关的结肠黏膜色素沉着性疾病。尽管其本身为良性病变，但作为慢性便秘患者泻药依赖的"可视化终点"，它揭示了药物滥用与肠道功能损伤之间的复杂关联。流行病学研究显示，其发病率与长期使用刺激性泻药（尤其是蒽醌类衍生物）显著相关，常见于中老年慢性便秘患者，女性患病率略高于男性。本章将对结肠黑变病进行详细的介绍，并探讨其与便秘的关系，帮助大家更好地了解和预防这一疾病。

一、结肠黑变病的病因

结肠黑变病的病因主要与长期使用刺激性泻药相关，尤其是蒽醌类化合物（多见于刺激性泻药如番泻叶、决明子、芦荟、大黄等的成分），而市场上标注"养颜、减肥、清肠"的大部分保健产品都含有蒽醌类物质。其病理机制涉及药物对结肠黏膜的直接损伤及后续的细胞代谢异常，具体病因如下：

1. 蒽醌类泻药滥用

蒽醌类泻药（如番泻叶、芦荟、大黄、决明子等）是导致结肠黑变病的核心因素。这类药物中的活性成分（如番泻苷、大黄酸）通过抑制结肠上皮细胞的 Na^+/K^+-ATP 酶，干扰肠道水电解质平衡，促进肠腔水分潴留以导泻。长期使用会诱导结肠上皮细胞过度凋亡，凋亡小体被固有层巨噬细胞吞噬后，经溶酶体酶降解形成脂褐素样色素，沉积于黏膜固有层，形成特征性色素沉着。

2. 慢性便秘的继发影响

慢性便秘患者因长期依赖泻药，间接增加了结肠黑变病的风险。便秘患者由于结肠动力障碍，导致肠内容物的传输时间延长，可能与氧化应激水平升高相关，进一步加剧黏膜损伤。此外，泻药滥用会损伤肠神经系统（enteric nervous system，ENS），导致肠神经节细胞减少、神经递质［如 P 物质、血管活性肠肽（vasoactive intestinal peptide，VIP）］分泌异常，形成"便秘—泻药依赖—动力障碍"的恶性循环。

3. 其他潜在风险因素

（1）年龄与性别。中老年人群（>50岁）及女性患者发病率较高，可能与激素水平或代谢差异有关。

（2）代谢异常。部分研究表明，糖尿病或脂代谢紊乱患者可能因氧化应激增强而加速色素沉积。

（3）肠道菌群失调。泻药可能破坏肠道菌群平衡，影响短链脂肪酸（short-chain

fatty acids，SCFAs）的合成，削弱黏膜修复能力。

二、便秘的定义

便秘是一个症候群，主要表现为以下三种症状：排便次数减少、大便干硬、排便困难。

1. 排便次数减少

3 天没有排便，或者一周排便少于 3 次。

2. 大便干硬

通常采用 Bristol 分级法评判粪便的性状。

3. 排便困难

排便费力、排出困难，排便不尽感（有便意，但排便结束后仍然感觉没有排干净），肛门直肠堵塞感（感觉肛门口经常有异物堆积），排便费时及需要辅助排便，都是排便困难的表现。

三、结肠黑变病和便秘的关系

本章重点关注结肠黑变病与便秘的关系，以下是对两者关联的详细分析。结肠黑变病（MC）与便秘之间存在密切的双向关联：一方面，慢性便秘是结肠黑变病的重要诱因；另一方面，结肠黑变病本身可能通过损伤肠道功能进一步加重便秘，形成"便秘—泻药滥用—肠道损伤"的恶性循环。以下是两者的具体关系及机制：

1. 便秘作为结肠黑变病的诱因

（1）泻药依赖的起点。慢性便秘患者因长期排便困难，常自行或在医生的指导下使用蒽醌类泻药（如番泻叶、大黄等）。此类药物通过刺激肠道分泌和蠕动快速缓解症状，但其活性成分（如大黄酸）可诱导结肠上皮细胞凋亡，进而导致色素沉积。

（2）肠道传输延迟的协同作用。慢传输型便秘患者肠道内容物滞留时间延长，可能增加蒽醌类化合物与黏膜的接触时间，加剧细胞损伤和色素沉积。

2. 结肠黑变病对便秘的恶化作用

（1）肠神经系统损伤。长期使用蒽醌类泻药可导致结肠肌间神经丛神经节细胞减少，神经递质（如 P 物质、血管活性肠肽）分泌异常，进而削弱肠道自主蠕动功能。组织学研究显示，结肠黑变病患者肠神经节细胞数量较健康人群减少 30%～50%。

（2）肠道平滑肌功能受损。色素沉积区域的黏膜下层出现纤维化及炎症因子（如 TNF-α、IL-6）释放，可能干扰平滑肌收缩协调性，进一步导致结肠动力下降。

（3）泻药耐受性形成。长期刺激使结肠对泻药的敏感性降低，患者需不断增加剂量才能达到通便效果，最终导致"无药不排"的顽固性便秘。

3. 两者的恶性循环机制

（1）初始阶段：慢性便秘 → 使用蒽醌类泻药 → 短期症状缓解。

(2) 中期阶段：泻药诱导上皮细胞凋亡 → 巨噬细胞吞噬凋亡小体 → 脂褐素沉积（黑变病）。

(3) 后期阶段：肠神经损伤 + 平滑肌功能障碍 → 肠道动力不可逆衰退 → 便秘加重 → 泻药剂量增加 → 黑变病进展。

四、结肠黑变病的临床表现

结肠黑变病的临床表现具有隐匿性和非特异性，多数患者因其他症状就诊时通过结肠镜检查偶然发现。以下是其典型临床表现及相关特征：

1. 主要症状

(1) 无症状性。80%～90%的患者无直接由黑变病引起的特异性症状，通常因慢性便秘、腹痛或筛查性肠镜检查时发现。

(2) 原发病相关症状。患者常因长期便秘就诊，表现为：排便费力（＞25%的排便需过度用力）；排便频率减少（每周≤3次）；粪便干硬（Bristol 粪便分型 1—2 型）。

2. 次要症状

(1) 非特异性消化道不适。少数患者可能出现轻微腹胀、腹部隐痛或肛门坠胀感，但这些症状多与原发便秘或泻药滥用相关，而非黑变病本身所致。

(2) 泻药依赖表现。长期使用蒽醌类泻药者可能出现药物耐受性（需逐渐增加剂量）或戒断性便秘（停药后症状反弹）。

3. 体征

(1) 无特异性体征。体格检查通常无异常，严重便秘者可出现腹部压痛或肠型梗阻，但与黑变病无直接关联。

(2) 合并症体征。若合并痔疮、肛裂或直肠脱垂，可见相应体征（如便血、肛周皮肤裂伤）。

五、结肠黑变病的辅助检查

1. 内镜

肠黏膜表面出现不同程度的弥漫性黑色、棕色或暗灰色、褐色色素沉着，整个肠黏膜呈虎皮花斑样、蛇皮样或网格颗粒样改变，需观察病变主要分布肠段。结肠黑变病的诊断主要依靠内镜表现，根据内镜下肠黏膜色素沉着程度分为三度：Ⅰ度呈浅黑褐色，类似豹纹；Ⅱ度呈暗黑褐色，间有线条状的乳白色黏膜；Ⅲ度呈深褐色，在深褐色黏膜间有细小乳白色线条状或斑点状黏膜，血管纹理消失。

2. 病理组织诊断

病理检查是诊断结肠黑变病的金标准，镜下可见肠黏膜固有层内大量含色素的单核巨噬细胞浸润及黑色素沉着，而肠壁其他层结构均正常，用银氨液浸染检验，黑色素呈阳性反应。

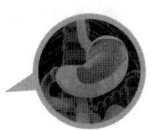

六、治疗与预防

该病的治疗以改善便秘为主。首先可采用饮食疗法、行为疗法等非药物治疗缓解便秘症状。

1. 停用蒽醌类泻药

结肠黑变病在消除病因后即可逆转,但短期内不能治愈,目前解决结肠黑变病没有特效药,因而停用泻剂、解决便秘是本病治疗的关键。需停用大黄、番泻叶、芦荟、决明子等,以及以此为主要成分的中成药(如牛黄解毒片、通便灵、复方芦荟胶囊、枳实导滞丸、新清宁片、胆宁片、麻仁润肠丸、六味安消胶囊等),改用油性缓泻剂,并定期更换通便药物。

2. 多吃蔬菜、水果等纤维素丰富的食物

建议足量饮水、适量运动、避免久坐、养成定时排便习惯;多摄入蔬菜瓜果粗粮以增加食物中膳食纤维,有助于加强肠道蠕动,促进大便排出。

3. 药物治疗

可以使用益生菌(如双歧杆菌、酪酸梭菌等)来改善肠道菌群环境,促进肠道蠕动,缓解便秘。联合使用促进胃动力的药物(如多潘立酮、莫沙必利等)以提高肠胃消化功能,也可起到改善症状的作用。还可以使用开塞露等药物来软化粪便,帮助排便。

4. 定期进行结肠镜检查

结肠腺瘤性息肉的发生率随着结肠黑变病的病情加重而增加,在严重的结肠黑变病患者中,应警惕结肠腺瘤性息肉和结肠癌并存的可能,尤其对于有长期便秘病史的老龄患者,应该定期复查结肠镜。

综上所述,"变黑了的肠子"与便秘之间存在密切关系。在治疗方面,除了药物治疗外,还需注意生活方式的调整。同时,应密切关注病情变化,并在医生的指导下进行针对性治疗。

七、总结

结肠黑变病(melanosis coli)是一种因长期滥用刺激性泻药(如番泻叶、芦荟、大黄等)导致的肠道病变。患者的结肠黏膜会逐渐变黑,就像"被烟熏过的管道内壁",但这种色素沉着是良性的,不会直接癌变。它的核心问题是肠道功能受损,常与顽固性便秘形成恶性循环。结肠黑变病是滥用泻药的警示信号,治疗核心在于打破"便秘—泻药依赖"循环,通过综合管理恢复肠道生理功能。因此,其解决的关键不是让肠子"变白",而是停用伤肠泻药+科学调理便秘,让肠道恢复自然蠕动的能力。

八、思考与讨论

（1）结肠黑变病的"隐匿性"对临床诊疗有何挑战？患者无症状时是否需要主动筛查？如何平衡肠镜检查的侵入性与疾病早期发现的价值？

（2）结肠黑变病是否增加结直肠肿瘤风险？现有研究结论不一，部分文献提示重度黑变病与腺瘤相关，但因果关系尚未明确。那么，其可能的混杂因素是什么？

（3）渗透性泻药（如聚乙二醇）为何更安全？其作用机制与刺激性泻药的本质区别是什么？长期使用是否会产生新的副作用？

参考文献：

［1］YANG N, RUAN M, JIN S. Melanosis coli：a comprehensive review ［J］. Gastroenterología y hepatología, 2020, 43（5）：266-272.

［2］CHEN Z, PENG Y, SHI Q, et al. Prevalence and risk factors of functional constipation according to the rome criteria in China：a systematic review and meta-analysis ［J］. Frontiers in medicine, 2022, 9：815156.

［3］KAKAR S, DUGUM M, CABELLO R, et al. Incidence of recurrent NASH-related allograft cirrhosis ［J］. Digestive diseases and sciences, 2019, 64：1356-1363.

［4］WLODARCZYK J, WASNIEWSKA A, FICHNA J, et al. Current overview on clinical management of chronic constipation ［J］. Journal of clinical medicine, 2021, 10（8）：1738.

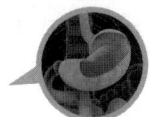

第十三章 息肉是癌的近亲吗
——大肠息肉

肠息肉（intestinal polyps）及肠息肉病（intestinal polyposis）是一类从黏膜表面突出到肠腔内的隆起状病变的临床诊断。

一、肠息肉

（一）定义

结肠息肉是结肠黏膜上异常生长的小肿块，通常是良性的。它们通常是由结肠黏膜上的细胞异常增生引起的。

（二）发生原因

结肠息肉的具体发病机制尚未明确，但以下因素可能与其发生有关：
1. 遗传因素
有家族史的人更容易患上结肠息肉，比如家族性非息肉病大肠癌、家族性腺瘤性息肉病等。
2. 年龄
结肠息肉在中老年人中更常见。
3. 饮食习惯
高脂肪、低纤维的饮食可能增加患结肠息肉的发病风险。
4. 炎症性肠病
患有炎症性肠病（如溃疡性结肠炎和克罗恩病）的人更容易患上结肠息肉。
5. 肠道细菌失调
肠道内的细菌失调可能与结肠息肉的发生有关。
6. 生活方式因素
缺乏运动、肥胖、吸烟和酗酒等不良生活习惯可能增加患结肠息肉的发病风险。

（三）发生率

一般肠镜发现：10%～15%。挪威尸检资料：增生性20%；腺瘤性男40%、女33%。

成人息肉多为腺瘤性，直径大于2 cm的息肉约半数可能发生癌变，其中绒毛状腺瘤的癌变率更高。儿童息肉以错构瘤多见，大多发生于10岁以下，有时可脱出至肛门外。

（四）肠息肉及肠息肉病的分类

（1）结直肠息肉按形态可分为有蒂息肉、亚蒂息肉、广基息肉。

（2）结直肠息肉从病理学上可分为腺瘤性息肉、增生性息肉、幼年性息肉和炎症性息肉。其中以腺瘤性息肉最为常见，其进一步又可分为管状腺瘤、管状绒毛状腺瘤、绒毛状腺瘤和锯齿状腺瘤。另外，也可将结直肠息肉分为肿瘤性息肉和非肿瘤性息肉。

肿瘤性息肉包括：管状腺瘤（管状结构大于80%），此型最多，约占80%；绒毛状腺瘤（绒毛状结构大于80%）；管状绒毛状腺瘤（或称混合性腺瘤，管状和绒毛状结构均小于80%）；锯齿状腺瘤。

非肿瘤性息肉包括：增生性息肉、错构瘤性息肉（如幼年性息肉、Peutz-Jeghers息肉等）、炎症性息肉（如血吸虫性息肉、炎症性假息肉等）、淋巴聚集等。

（3）上皮内瘤变：根据细胞分化程度及肿瘤细胞浸润深度，可分为腺瘤、高度异型增生、原位癌（上皮内癌）、黏膜内癌及浸润性癌。这种命名方式复杂且混乱，可能导致临床混淆和不恰当的治疗决策。研究表明，高度异型增生及原位癌（上皮内癌）是指局限于上皮细胞的形态学变化，且黏膜内癌是指肿瘤细胞侵袭固有层但不超过黏膜肌层，这些病变均不侵袭黏膜下层，生物学行为类似，建议以高级别上皮内瘤变概而述之。浸润性癌指肿瘤细胞突破黏膜肌层浸润至黏膜下层，甚至更深层次，而黏膜下层含有丰富间质淋巴血管系统，具有转移潜能，属于结直肠癌T1期病变，本章所述"恶性息肉"即指此类（见图13-1）。

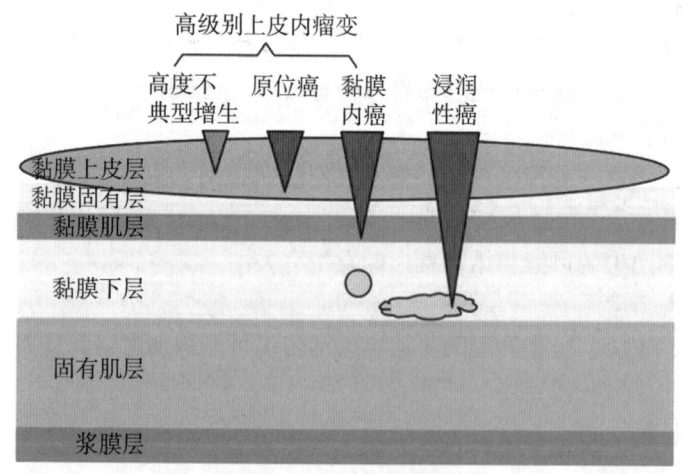

图13-1 上皮内瘤变

炎性息肉由炎症反应刺激肠上皮引起，可继发于任何一种炎症反应或感染性疾病，一般没有恶变倾向，以治疗原发肠道疾病为主。

锯齿状息肉分为增生性息肉、无蒂锯齿状腺瘤/息肉（sessile serrated adenoma/polyps，SSA/P）和传统锯齿状腺瘤（traditional serrated adenoma，TSA）。SSA/P 是 *BRAF* 基因突变相关结直肠癌的前驱病变，TSA 则与 *KRAS* 基因突变相关结直肠癌关系更为密切。

化生性息肉（metaplastic polyp），即增生性息肉（hyperplastic polyp），是结直肠中最常见的非肿瘤性息肉，常多发，且直径多小于 5 mm，一般不需要特殊治疗。无异型腺管增生、锯齿状腺管、杯状细胞减少及腺管扩张。发病率随年龄增长而增加，癌变率极低。

错构瘤性息肉（hamartomatous polyp）系非肿瘤性病变。常有表面糜烂，腺泡呈囊泡状扩张，间质增生并伴有炎性细胞浸润。

管状腺瘤（tubular adenoma）约占腺瘤的 80%，较大的腺瘤表面呈分叶状，直径大部分小于 1 cm，腺瘤主要是异型伴有管状腺管的增殖。组织学改变表现为腺管明显增生、扩张、腺腔大小不一，向腔内突出呈乳头状，增生细胞核深染。

绒毛状腺瘤（villous adenoma）腺瘤呈绒毛构造。一般无蒂，呈灰红色，并有许多指状突起。病变有一层厚而黏稠的黏液覆盖，肿瘤长 0.5～14 cm 不等，80%～90% 在 25 cm 以下，好发于直肠。绒毛腺瘤有高度恶变倾向，浸润癌发生率为 12%～14%。

管状绒毛腺瘤（tubulovillous adenoma）为混合性腺瘤，占大肠腺瘤的 7.5%～19.1%，癌变率高，但低于绒毛状腺瘤。其形态类似管状腺瘤，以有蒂和亚蒂多见，表面不光滑，呈分叶状伴乳头状突起，直径大于 2 cm。

（五）肠息肉的临床表现

结肠及直肠息肉在成年人及儿童中均较常见，大多数是单个腺瘤，少数为多个。多见于 40 岁以上的成人，男性发病率稍高于女性。

多数息肉可无任何临床表现，大多数是在常规结肠镜检查中发现的，一些较大的息肉可引起肠道症状，常见的临床表现如下。

（1）便血：位于直肠或乙状结肠的息肉发生出血时，多为间断性少量出血，表现为鲜血附着于大便表面；少见因结直肠息肉脱落，引发大量出血的情况；极少因反复出血引起贫血。

（2）排便习惯改变：多见于位于结肠远端、直肠体积较大的息肉，患者表现为腹泻或腹泻与便秘交替，体积较大的绒毛状息肉可出现大量黏液便，严重时可出现大量腹泻，丢失大量蛋白质和电解质引起低蛋白血症和电解质紊乱。

（3）腹痛：少见，体积较大息肉可出现隐痛、间断性绞痛等，如引起肠套叠或肠梗阻，可出现持续性疼痛。

二、肠息肉病

在肠道广泛出现数目多于100颗的息肉,并具有其特殊临床表现,称为肠息肉病,常见有以下八种。

1. 色素沉着息肉综合征(Peutz-Jeghers综合征)

以青少年多见,常有家族史,可癌变,属于错构瘤一类。多发性息肉可出现在全部消化道,多见于小肠,占64%。口唇及颊部、四肢末端皮肤可有色素沉着,呈黑色或棕黄色斑。此病由于范围广泛,无法手术根治,当并发肠道大出血、肠梗阻或肠套叠时,可作部分肠切除术。

2. 家族性肠息肉病(familial intestinal polyposis,FAP)

家族性肠息肉病又称家族性腺瘤性息肉病,是5号染色体长臂上的 APC 基因突变所致的显性遗传病。常在青年时期发病,表现为结直肠布满腺瘤,极少累及小肠。如不治疗,几乎所有FAP患者都将发展为结直肠癌,平均癌变年龄约为39岁。

3. 肠息肉病合并多发性骨瘤和多发性软组织瘤(Gardner综合征)

1951年Gardner报告大肠腺瘤病常伴有颅骨、下颌骨多发性骨瘤及软组织肿瘤,以及表皮样囊肿、上皮囊肿、牙齿异常等,息肉偶在胃与十二指肠发生。1958年Smith将其命名为Gardner综合征。其属常染色体显性遗传病家族性息肉病的一个亚型,与FAP是同一疾病,它的发生与大肠腺瘤样基因有关。骨和软组织肿瘤无恶变倾向,但结直肠息肉几乎100%为癌前病变。

4. Turcot综合征

1949年Crail报告大肠息肉病伴髓母细胞瘤,1959年Turcot报告大肠息肉病与神经胶质瘤的发生与遗传有关,为常染色体隐性遗传,命名为Turcot综合征。一般在20岁左右出现症状,癌变早,预后差,5年存活率小于5%。

5. 幼年性息肉综合征

幼年性结肠息肉病(juvenile polyposis coli,JPC),6岁始发病,无家族史,小于10枚者可称为家族性幼年性结肠息肉;临床表现为出血、贫血、低蛋白血症、营养不良、生长迟缓等。常染色体显性遗传,家族性幼年性结肠息肉病(familial juvenile polyposis coli,FJPC),少数可合并腺瘤,存在恶变可能。家族性全身性幼年性息肉病累及胃和小肠,可合并肠外癌。

6. Cronkhite-Canada综合征

Cronkhite-Canada综合征主要症状为腹泻、消化道息肉、皮肤色素沉着、脱发、体重下降,指(趾)甲萎缩少见。发病年龄多在26~85岁,且高龄者有增加趋势,男女发病比例为2.3:1。增生性息肉和幼年性息肉相似,癌变者少见。息肉特征为可在短期内消失、增大或缩小。组织学表现为多数腺体呈囊泡状扩张,缺乏异型腺管部分呈腺管增生,伴有显著水肿及不同程度炎性细胞浸润。

7. Cowden综合征

Cowden综合征又称多发性错构瘤综合征,是一种常染色体显性遗传。患者均伴有皮肤病变，可见颜面有小丘疹，四肢末端有角化病变，口腔黏膜呈乳头状变化等，伴有特征的皮肤黏膜病变。该病常合并甲状腺、乳房、消化道、生殖器、骨、神经等部位的恶性肿瘤，35%～70%的患者存在消化道息肉，多分布在直肠、左半结肠，右半结肠，横结肠少见。息肉为多发性，大小不等。组织学表现为腺管增殖和淋巴细胞浸润、腺间与黏膜肌板间有组织细胞浸润，呈明显再生，恶变率约为6%。

8. 多发性淋巴瘤性息肉病

多发性淋巴瘤性息肉病（multiple lymphomatous polyposis，MLP）由淋巴系细胞增殖性肥大引起。临床上少见，男性发病率较高。表现为腹泻或便秘、全身倦怠、腹痛、体重下降、贫血、低蛋白血症。息肉多为多发性，表面平滑，部分息肉中心可凹陷并伴肿瘤形成。

结肠及直肠息肉病变分类见表13-1。

表13-1 结肠及直肠息肉病变分类

畸形腺窝灶	腺瘤	息肉	息肉病
普通 ACF	管状腺瘤	增生性息肉	FAP
增生性病变	绒毛状腺瘤	幼年性息肉	Gardner 综合征
ACF	管状绒毛状腺瘤	炎症性息肉	Turcot 综合征
腺瘤性 ACF	杵状-微腺管瘤	淋巴性息肉	NPCC
	锯齿状腺瘤	黏膜脱垂性息肉	Peutz-Jegher 综合征
	广基锯齿状腺瘤	纤维性息肉	幼年性息肉病
			Cowden 综合征
			增生性息肉病
			炎症性息肉病
			淋巴性息肉病
			Cronkhite-Canada 综合征

注：ACF 指异常隐窝病灶（aberrant cry foci）。

第十四章　结肠息肉会变成癌吗
——结直肠息肉与结直肠癌

首先，需要明确一个前提：并不是所有的息肉都会发生癌变。结肠息肉本身是良性的，但某些类型的结肠息肉有可能发展成结肠癌。癌变的风险取决于息肉的性质、大小和数量等因素。根据息肉的性质不同，大肠息肉分为炎性息肉、增生性息肉和腺瘤性息肉。炎性息肉和增生性息肉一般不会发生癌变，而腺瘤性息肉则可能发生癌变。一般来说，小型、单个的息肉癌变的风险较低，而体积大、多发的息肉癌变的风险较高。

大部分结肠癌都是由结肠腺瘤演变形成的。腺瘤具有组织结构和细胞学上的异型性，被公认为肠癌的癌前病变，且具有不同的恶变潜能。从癌前病变进展至癌，即"腺瘤—继续生长—发生癌变—转移"过程通常需要10～15年。在这条路上，越早发现并切除异常组织，就能越有效阻止结肠癌的发生和发展。当然，结肠息肉癌变的时间是一个个体化的问题，需要根据具体情况进行评估。定期的结肠镜检查是预防结肠癌的重要手段，特别是对于高风险人群。

一、结直肠息肉的诊断标准

早期检出及切除结直肠息肉（colorectal polyps），可以降低结直肠癌发病及死亡风险。在多种检查方法中，结肠镜检查是结直肠癌筛查的"金标准"，根据息肉表面形态，运用内镜成像系统可以进行分型诊断，并评估其黏膜下浸润的深度，从而为治疗方式的选择提供重要的参考依据。

（一）息肉大小

微小息肉：直径<5 mm；小息肉：5 mm≤直径<10 mm；大息肉：10 mm<直径<20 mm；巨大息肉：直径≥20 mm。

（二）息肉数量

（1）单发息肉：仅发现1颗息肉者。
（2）多发息肉：发现2颗及2颗以上息肉者。

（三）息肉分布

（1）直肠：自肛门缘以上 15～18 cm 的肠段。
（2）左侧结肠：直肠上缘与结肠脾曲之间的肠段。
（3）右侧结肠：自结肠脾曲至盲肠之间的肠段。
（4）回盲部。

（四）结肠镜下结直肠息肉分型

通过观察病变黏膜腺管开口形态、毛细血管（微血管）以及表面微结构，结肠镜下结直肠息肉分型可辅助预测结直肠息肉组织病理学，从而得到广泛应用，对制订下一步治疗方案发挥重要作用。目前镜下结直肠息肉分型主要有巴黎分型、Sano 分型、NICE 分型、JNET 分型、pit pattern 分型等，在区分肿瘤性与非肿瘤性息肉皆有较好的诊断性能，可作为预判结直肠病变性质的较为简便可靠的方法，临床上可衡量各分型的优缺点进而选择合适的分型系统。

（五）高危腺瘤与低危腺瘤

根据 2006 年美国《大肠息肉切除术后随访指南》标准分为：
（1）高危腺瘤，数目为 3 个或 3 个以上，高度异型性，绒毛状腺瘤或腺瘤直径 ≥1 cm。
（2）低危腺瘤，数目为 1 个或 2 个（直径 <1 cm）小管状腺瘤并不伴有高度异型性。

二、息肉的内镜下治疗

目前，常用的内镜下切除方式包括活检钳切除（forcep biopsy polypectomy，FBP）、冷圈套息肉切除术（cold snare polypectomy，CSP）、热圈套息肉切除术（hot snare polypectomy，HSP）、内镜下黏膜切除术（endoscopic mucosal resection，EMR）以及内镜黏膜下剥离术（endoscopic submucosal dissection，ESD）等。根据息肉大小及内镜窄带成像术（narrow band imaging，NBI）预估病理类型，选择合适的内镜切除方式，既能提高切除率，又能降低并发症。

（一）直径 <5 mm 的息肉

对这类息肉，根据不同的病理类型及所在结肠部位，处理的方式也不同。

1. 腺瘤性息肉

对于直径<5 mm 的腺瘤型息肉，原则上需要内镜下切除，并定期通过内镜随访复查。对于平坦凹陷型的肿瘤性病变，即使直径<5 mm，也必须行内镜下切除。然而，根据患者的年龄、总体情况、并发症及个人意愿，对于微小病变可行内镜随访观察。

2. 增生性息肉

直径<5 mm、位于直乙状结肠的白色平坦增生性息肉，因为既往没有这类病变恶变为腺瘤的报道，故建议定期随访。对于该类息肉首选推荐行 CSP。使用活检钳的冷钳息肉切除术仅适用于直径<3 mm 的病变。但对于有癌变倾向的平坦凹陷型病变，即使直径<5 mm，也不建议采用 CSP。

（二）5 mm≤直径<10 mm 的息肉

因为直径>5 mm 的息肉癌变率高于直径<5 mm 的息肉，且可通过内镜判断其为良性腺瘤还是癌，因此，强烈推荐内镜下切除。冷切除仍是首选方案。推荐 CSP 用于直径<10 mm 的非带蒂结直肠息肉。带蒂结直肠息肉内部常存在相对较粗的滋养血管，推荐使用 HSP。

（三）10 mm≤直径<20 mm 的息肉

1. 无蒂息肉

对于大肠侧向发育型肿瘤（laterally spreading tumors，LST）中的病变"结节"混合型 LST（LST-G-M）中的大结节型，以及假凹陷型 LST（LST-NG-PD）存在黏膜下浸润可能，且与大小及 pit 形态无关的病变，均需要完整切除。对于腺瘤型病变颗粒均一型 LST（LST-G-H），可通过分片 EMR 切除。平坦隆起型 LST（LST-NG-F）病变的治疗需根据术前评估。总而言之，选择 ESD 还是内镜下黏膜分片切除术（EPMR），都是基于 LST 的亚型，并借助放大内镜和超声内镜进行术前评估。对于 10 mm≤直径<20 mm 的非浸润性病变，推荐行冷圈套息肉切除术或冷 EMR 术，因其可降低切除后出血不良事件发生率。完整切除是预防结直肠癌的关键，如存在癌变倾向，建议行 ESD 完整切除。

2. 带蒂息肉

目前指南推荐，带蒂息肉切除方法基于息肉的大小和蒂的长度选择。息肉头端<20 mm、蒂长<5 mm 的息肉，推荐热圈套切除息肉。息肉头端长度≥20 mm、蒂长≥5 mm 的息肉，多数蒂部存在粗大血管，为避免出血，推荐先使用稀释肾上腺素黏膜下注射，再用可拆卸套扎装置结扎蒂部后切除。综上所述，不推荐将 CSP 用于切除直径≥10 mm 的带蒂结直肠息肉。

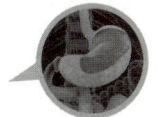

第十四章 结肠息肉会变成癌吗——结直肠息肉与结直肠癌

(四) 直径≥20 mm 的息肉

非浸润性无蒂病变,推荐行 EMR 或 ESD 切除。对于直径≥20 mm 的病变,癌变的风险更大。基于术前精准的放大内镜评估,直径≥20 mm 的腺瘤或腺瘤伴局灶癌变的病灶,在不影响病理诊断的前提下,运用避开癌变区域、精准分片 EMR 方式切除。即使与分片切除相关的局部复发高于完整切除,但绝大部分局部复发病变都是腺瘤。无论病变大小,ESD 均可完整切除,但结肠 ESD 对于内镜医生来说难度较大,且需要丰富的经验方可顺利完成。不同大小息肉内镜下切除的方法见表 14-1。

表 14-1 不同大小息肉内镜下切除的方法

切除方法	直径<5 mm		5 mm≤直径<10 mm		10 mm≤直径<20 mm		直径>20 mm	
	腺瘤	增生性息肉	无蒂	有蒂	无蒂	有蒂	无蒂	有蒂
冷圈套息肉切除术 (CSP)	√	位于直乙状结肠的白色平坦增生性息肉,可随访	—	—	√	—	—	—
热圈套息肉切除术 (HSP)	—	—	—	√	—	—	—	—
内镜下黏膜切除术 (EMR) 或内镜下黏膜分片切除术 (EPMR)	—	—	√	—	√	√	√	√
内镜黏膜下剥离术 (ESD)	—	—	—	—	√	—	√	—

注:"√"表示推荐的处理方式;"—"表示无数据。

三、息肉的外科治疗

结直肠息肉的外科治疗主要包括以下三个方面:
(1) 无法通过内镜切除的良性息肉。
(2) 内镜下具有浸润性特征的"恶性息肉"。
(3) "恶性息肉"经内镜下切除后,需要追加根治性外科手术以降低复发和转移的情况。

总体来说,"恶性息肉"是否需要外科手术,主要取决于肿瘤的性质和大小、组织学的类型和浸润深度、临床症状和并发症,以及患者的整体状况和治疗意愿。本章结合最新的临床指南,绘制了结直肠息肉治疗方式选择流程图供参考(见图 14-1)。

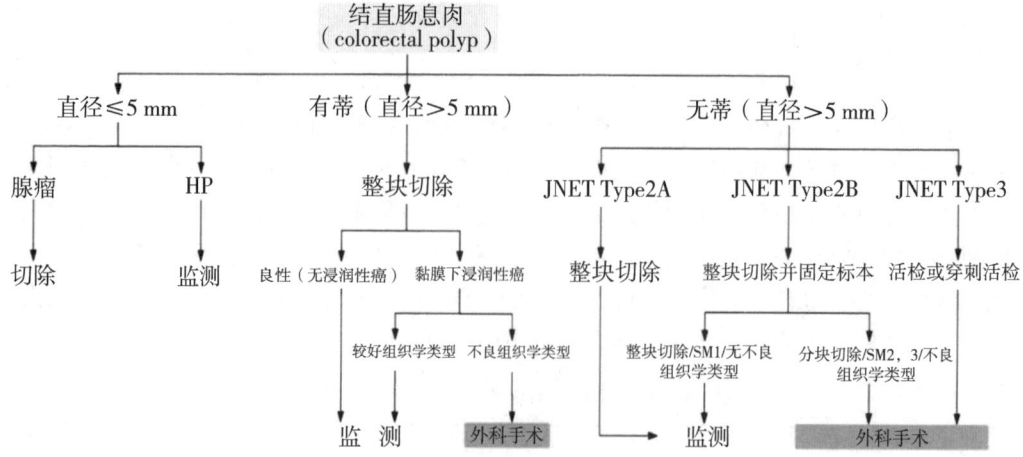

图 14-1 结直肠息肉治疗方式选择流程

注：HP：增生性息肉（Hyperplastic Polyp）；SM：黏膜下层（Submucosa）；JNET Type：日本窄带成像专家团队分型（Japan Narrow Band Imaging Expert Team Type）。

对于"恶性息肉"内镜下切除后是否需要追加外科手术，日本结直肠癌学会2019年所发，即垂直切缘阳性和存在高危因素如：T1b 期（SM 侵袭深度≥1000 μm）、淋巴脉管浸润阳性、低分化腺癌、印戒细胞癌、黏液腺癌，在最深浸润处出现BD2/3 级别的出芽，则建议追加外科手术。见图 14-2。

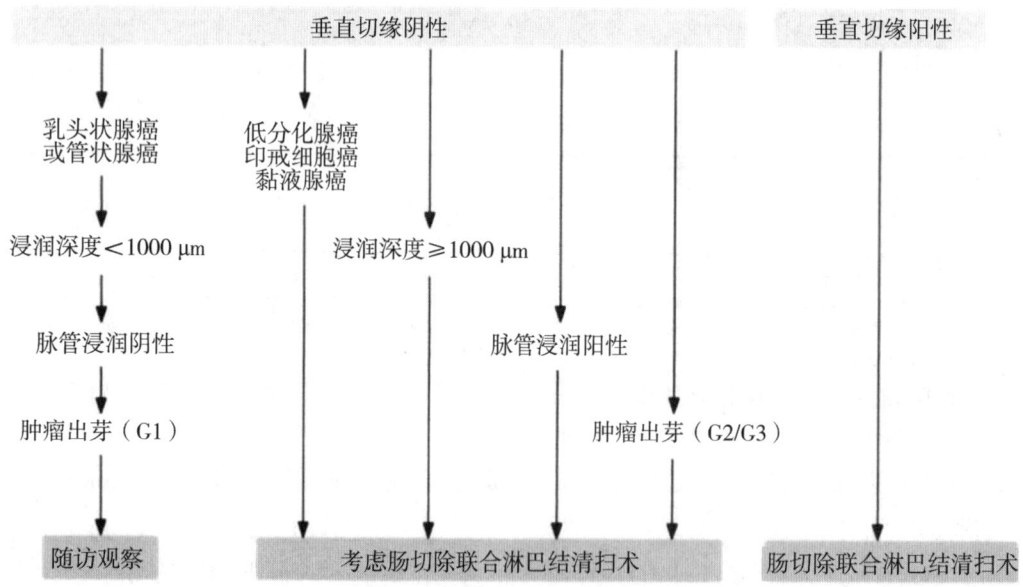

图 14-2 内镜下切除后的 pT1 期结直肠癌的处理原则

四、风险评估

对于经内镜下活检或息肉切除治疗后病理检查确诊癌变者,利用如下特征因素分析可将恶性息肉分为低风险或高风险,以便进一步估算肿瘤残留及复发概率,见表14-2。

表14-2 低风险、高风险恶性息肉特征

低风险(需同时满足)	高风险(满足任意一项)
整块切除	分段切除
切缘阴性/异型增生或肿瘤距切缘>2 mm	切缘阳性/异型增生或肿瘤距切缘<1 mm
中/高分化	低分化
无肿瘤出芽或低出芽(Bd1)	中度或高度肿瘤出芽(Bd2或Bd3)
无淋巴脉管侵犯、无神经侵犯	存在淋巴脉管侵犯或神经侵犯
黏膜下浸润深度<1 mm	黏膜下浸润深度≥1 mm

上述特征的病理结果完整详细描述对于评估恶性息肉的预后至关重要。但由于病理医师的观察和描述具有一定程度的主观性,因此建议组织多学科会诊讨论,以提供更为精确的个性化治疗方案。

五、结肠镜检查和息肉切除术后随访与监测

(一)结肠镜随访监测人群分类及定义

结肠镜随访监测的对象根据初次结肠镜检查结果分为三类,包括腺瘤患者、锯齿状病变患者以及结肠镜检查结果无异常者。

结直肠腺瘤分为进展期腺瘤和非进展期腺瘤。根据美国结直肠癌多学会工作组(U. S. Multi-Society Task Force on Colorectal Cancer,USMSTF)指南中的定义,进展期腺瘤指腺瘤大小大于等于10 mm,或含有绒毛状成分,或伴有重度异型增生;非进展期腺瘤指小于10 mm的管状腺瘤且不伴有重度异型增生。高风险腺瘤指至少有一个进展期腺瘤或小于3个非进展期腺瘤;低风险腺瘤指有1~2个非进展期腺瘤。本章采用USMSTF指南中的高、低风险腺瘤的定义。

根据2019年世界卫生组织的指南建议,锯齿状病变分为增生性息肉、无蒂锯齿状病变和传统锯齿状腺瘤。关于锯齿状病变的结直肠癌发病和死亡风险的研究证据尚且有限,故不将其归为低风险或高风险息肉病变,需单独评估。

现有指南中对结肠镜检查结果无异常的定义是指不存在腺瘤、锯齿状病变(增生性息肉大于等于10 mm)和结直肠癌中的所有病变,其中小于10 mm的增生性息

肉可被认为检查结果无异常。

（二）结直肠癌发病和死亡风险以及指南推荐的随访监测间隔

研究发现，处于筛查年龄范围的人群中，有25%～50%会筛查出癌前病变，但个体终生患结直肠癌的概率约为5%，这意味着大部分人不会因息肉摘除术后的肠镜监测而获益。结肠镜监测指南的目的是在考虑结直肠癌发病风险、肠镜负荷和并发症风险等多重问题的前提下，确定筛查人群在初次结肠镜检查后到下一次结肠镜监测的时间间隔，进而将结肠镜资源用于风险最高的人群，而尽量降低低风险人群的结肠镜监测频率。不同的结直肠息肉术后监测指南在内容上存在差异，但同一国家或地区的指南内容较为类似，故本章主要介绍 USMSTF、欧洲胃肠道内镜学会（European Society of Gastrointestinal Endoscopy, ESGE）和亚太工作组发布的相关最新指南。见表14-3。

表14-3 美国结直肠癌多学会工作组（USMSTF）、欧洲胃肠道内镜学会（ESCE）及亚太共识关于结肠镜检查和息肉切除术后的随访监测指南推荐

随访监测人群分类	监测间隔时间推荐	推荐强度	证据级别	其他指南推荐监测间隔时间	
				ESGE	亚太共识
肠镜检查无异常者	10年	强烈推荐	高质量证据	常规筛查	常规筛查或10年
腺瘤					
非进展期腺瘤					
1～2个小管状腺瘤（<10 mm）	7～10年	强烈推荐	中等质量证据	常规复查或10年	常规复查或10年
3～4个小管状腺瘤（<10 mm）	3～5年	弱推荐	极低质量证据	3年	3年
5～10个小管状腺瘤（<10 mm）	3年	强烈推荐	中等质量证据	3年	3年
进展期腺瘤					
直径10 mm及以上的腺瘤	3年	强烈推荐	高质量证据	3年	3年
含有绒毛状成分	3年	强烈推荐	中等质量证据	不考虑	3年
伴有重度异型增生	3年	强烈推荐	中等质量证据	3年	3年
10个以上腺瘤	1年	弱推荐	极低质量证据	3年	3年
分块切除的直径20 mm及以上的腺瘤锯齿状息肉	6个月	强烈推荐	中等质量证据	3～6个月	—
锯齿状息肉					

第十四章 结肠息肉会变成癌吗——结直肠息肉与结直肠癌

续表

随访监测人群分类	监测间隔时间推荐	推荐强度	证据级别	其他指南推荐监测间隔时间	
				ESGE	亚太共识
20个及以下位于直肠或乙状结肠的增生性息肉（<10 mm）	10年	强烈推荐	中等质量证据	—	—
20个及以下位于近端到乙状结肠的增生性息肉（<10 mm）	5~10年	弱推荐	极低质量证据	—	—
1~2个小的无蒂锯齿状息肉（<10 mm）	10年	弱推荐	极低质量证据	—	—
3~4个小的无蒂锯齿状息肉（<10 mm）	3~5年	弱推荐	极低质量证据	—	—
5~10个小的无蒂锯齿状息肉（<10 mm）	3年	弱推荐	极低质量证据	—	—
直径≥10 mm的无蒂锯齿状息肉	3年	弱推荐	极低质量证据	3年	3年
伴有重度异型增生的无蒂锯齿状息肉	3年	弱推荐	极低质量证据	3年	3年
直径≥10 mm的增生性息肉	3~5年	弱推荐	极低质量证据	3年	3年
传统锯齿状息肉	3年	弱推荐	极低质量证据	—	—
分块切除的直径≥20 mm的无蒂锯齿状息肉	6个月	强烈推荐	中等质量证据	3~6个月	—

注："—"表示无数据。

（三）结肠镜随访监测的效果评价

目前，关于肠镜监测效果评价的研究有限，对于不同风险分层的腺瘤患者进行切除术后肠镜监测与结直肠癌发生和死亡风险的关系尚不十分明确。目前证据提示，高风险腺瘤患者在未进行肠镜监测的情况下，发生结直肠癌的风险高于一般人群，而结肠镜监测可以降低结直肠癌风险，尤其对于低质量肠镜检查和高危腺瘤特征的群体。

六、总结

对结直肠癌筛查后人群随访监测的首要目标，是进一步降低结直肠癌发病率和死亡率。国外的研究证据支持对息肉切除术后依然具有高于一般人群的结直肠癌发病和死亡风险的患者,进行最小频率的监测。但如何平衡肠镜资源和人群的风险与收益的问题(即监测频率的确定),还需要更多的研究证据,尤其是来自我国人群的研究证据。此外,我国肠镜筛查中缺乏肠镜质量相关数据(如盲肠插管率、肠道准备情况、内镜医生腺瘤检出率、肠镜息肉检出数等)。目前很多证据表明,以上肠镜质量相关指标对结直肠癌筛查效果至关重要。国外的肠镜监测指南也都是基于高质量的初次肠镜筛查,且完整切除所有检出病变的结果制定的。因此,我国的肠癌筛查有必要加强内镜医生的培训,并重视肠镜质量数据的收集。总体来说,由于人群特征以及国情的不同,其他国家和地区之间的研究证据在我国人群推广上不一定适用,我们有必要依托我国现有的结直肠癌筛查队列,进行筛查后人群的结直肠癌发病和死亡风险评估,为我国人群肠镜监测指南的制定提供科学证据。

第十五章 便后滴血都是因为痔
—— 大肠癌

临床上，痔疮患者常表现为便血，血色鲜红，轻者随粪便带出或者便后滴血，重者出血如注。但并非所有便后滴血都是痔疮导致的，我们不能忽视其他肛肠系统疾病，例如肛裂、结直肠息肉、直肠炎等，尤其大肠癌等肿瘤性疾病。

大肠癌，又称结直肠癌，是指发生在结肠或直肠中的恶性肿瘤。统计资料显示，大肠癌（colorectal carcinoma，CRC）是我国常见的消化道恶性肿瘤，在西方国家大肠癌发病率居恶性肿瘤的第2～3位。随着我国人民生活水平的提高和饮食习惯的改变，大肠癌的发病率也呈上升趋势。了解大肠癌的高发人群和早期临床症状，对于早期诊断与治疗具有重要意义。

一、大肠癌的病因

大肠癌的病因有以下四种：

（1）饮食习惯：是影响大肠癌发病的重要因素。研究表明，高脂、低纤维饮食，以及高钙高磷摄入均是大肠癌发病的危险因素，可促使大肠细胞处于异常快速增生状态，导致腺瘤样息肉形成，并可能进一步癌变。

（2）遗传因素：大约20%的大肠癌与遗传背景有关。直系亲属中如有大肠癌病史者，其本身患此病的风险也会高于普通人群。目前已经明确的遗传性综合征为：①家族性腺瘤性息肉病；②遗传性非息肉性大肠癌。

（3）慢性肠道炎症：溃疡性结肠炎和克罗恩病等慢性肠道疾病，可导致肠道组织长期慢性炎症，可能促进细胞恶性转化。

（4）其他因素：高龄、缺乏运动、吸烟、肥胖等，都被认为是大肠癌的风险因素。近年来有研究发现，胆囊切除术后的患者，大肠癌发生率高于正常人群，可能与胆囊切除后肝脏持续分泌的胆汁直接进入肠道、损伤大肠细胞有关。

二、大肠癌的临床表现

早期大肠癌常无临床表现，随着肿瘤的发生发展，才会逐渐出现相应的临床表现。常见临床表现如下：

（1）排便习惯和粪便性状改变。一般最早出现，多表现为排便次数增多、腹泻与便秘交替、黏液便、血便或者脓血便、里急后重感、粪便变细等。

（2）腹痛。多因肿瘤进展到一定程度后表面糜烂，继发感染刺激肠道所致，表现为持续腹部隐痛或者不适感。

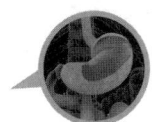

(3) 腹部包块。多见于右侧腹部，肿块质地坚硬，有结节感，可以合并肠梗阻表现，如腹胀、腹痛和便秘等。

(4) 全身症状。因慢性肠道失血、肿瘤糜烂、感染等，患者可出现乏力、消瘦、低热等表现。

(5) 肿瘤转移症状。与大肠癌转移部位有关的特异性表现。例如，肝脏转移时可合并肝区疼痛，肺转移时可合并咳嗽咯血，骨转移时可合并骨痛等表现。

三、大肠癌的筛查

大肠癌的筛查手段多种多样。目前较常见的手段包括粪便隐血检测、粪便基因检测、直肠指检、内镜和影像学检查等。

其中，粪便隐血检测是最简便、快捷和安全的一种筛查方法，只需将少量粪便置于试纸上进行检测即可。若隐血检测阳性，提示粪便中含有血液，可能需要进一步详细检查。当出现肉眼可见的便后滴血时，更需要做大肠内窥镜检查以明确诊断。

直肠指检是患者就诊时医生常用的查体手段。可以通过直肠指检发现距离肛门7～8 cm以内的中下段直肠癌。我国下段直肠癌发病率高于国外，75%以上的直肠癌可以在直肠指检时触及。

大肠内窥镜简称肠镜，是诊断大肠癌最直观的检查手段，主要通过一个带有摄像头和光源的细软管经肛门进入直肠、结肠，从肠腔内部直接观察结直肠黏膜情况，必要时可以进行息肉切除或者肿物活检等操作。

粪便基因检测是通过分析粪便样本中脱落肿瘤细胞的DNA，对多个大肠癌相关基因的变化进行检测。此方法的优点是无创伤且灵敏度高，缺点是检测成本高、受检者依从性较差。

影像学检查，例如CT或者PET-CT，有助于评估大肠癌的分期和转移情况。

四、大肠癌的治疗

目前，大肠癌的治疗方法有外科手术、化疗、放疗、靶向治疗以及免疫治疗等。医生会根据患者的基础体质、肿瘤分期、肿瘤病理类型或者基因改变情况选择合适的治疗策略。

外科手术是大肠癌的常见治疗手段，外科医生会根据肠癌的临床分期、大小，选择局部切除术或者根治性切除术治疗。根治性手术通常是针对早期患者或者辅助化疗后肿块缩小的情况进行的。

化疗的基本原理是采用化学药物抑制肿瘤细胞生长或者杀灭肿瘤细胞。根据基因检测情况以及免疫检测点表达情况选择是否联合使用靶向药物或者免疫治疗。

放疗是利用放射线杀灭肿瘤细胞，可以和化疗或者外科手术等治疗方式联合，以达到根治癌症的目的。

五、总结

综上所述，大肠癌是一种常见的消化道恶性肿瘤。保持良好的生活习惯、健康的饮食结构、定期体检，是预防大肠癌的有效方法。对于有遗传背景或者高危因素的人群，更应重视定期进行大肠癌筛查。选择合适的筛查方式是早期诊断大肠癌的关键。近年来，通过手术或者放化疗、靶向治疗、免疫治疗等手段，大肠癌患者的生存时间显著延长，治愈率也得到了提升。总之，防治结合，让我们从生活中的点滴做起，守护肠道健康，远离大肠癌的威胁。

参考文献：

［1］郑树，蔡善荣．中国大肠癌的病因学及人群防治研究［J］．中华肿瘤杂志，2004（1）：3－5．

［2］房静远．中国大肠肿瘤筛查、早诊早治和综合预防共识意见［J］．胃肠病学和肝病学杂志，2011，20（11）：979－995．

［3］中华医学会肿瘤学分会，国家卫生健康委员会医政司．中国结直肠癌诊疗规范（2023版）［J］．协和医学杂志，2023，14（4）：706－733．

［4］段嘉宇，唐瑷玲，古诗渊，等．结直肠癌治疗研究进展［J］．中国普外基础与临床杂志，2024，31（5）：523－529．

第十六章　破解大便里的健康密码
——粪便

粪便是食物在体内被消化吸收营养成分后剩余的产物。粪便的成分主要有：未被消化的食物残渣、已被消化但未被吸收的食糜、消化道分泌物及细菌等。

在病理情况下，粪便中可见脓液、血液、寄生虫及其虫卵、细菌等。日常生活中，对粪便的观察及相关的检查，对了解消化道及通向肠道的肝、胆、胰腺等器官有无病变，间接判断胃肠、胰腺、肝胆系统的功能状况具有重要价值。

一、粪便的一般性状

1. 粪便的形态

布里斯托大便分类法是一种用于评估大便形态和肠道健康的分类方法，由英国布里斯托大学的希顿（Heaton）和路易斯（Lewis）在1997年发表于《斯堪的纳维亚胃肠病学杂志》上。该分类法将大便分为七类，每一类都反映了不同的肠道健康状况，见表16-1。

表16-1　布里斯托大便分类法

大便类型	布里斯托大便分类法	儿童版布里斯托大便分类法
1型	一颗颗硬球（很难通过）	看上去像小兔子的便便
2型	香肠状，表面有凹凸	看上去像一串葡萄
3型	香肠状，表面有裂痕	看上去像一根玉米棒
4型	像香肠或蛇一样，表面很光滑	看上去像一根香肠
5型	断边光滑的柔软块状（容易通过）	看上去像一堆鸡块
6型	粗边蓬松块，糊状大便	看上去像一碗稀饭
7型	水样便，无固体块（完全呈液体状）	看上去像一摊肉汁

2. 粪便的量

（1）成人每天一般排便1次，为100～300 g，为成形软便，呈黄褐色，有少量黏液及粪臭。

（2）婴幼儿粪便可为黄色或金黄色糊状。

3. 粪便的颜色

粪便的颜色可因进食种类不同而异，肉食者的粪便偏黑褐色，进食过多绿色蔬菜者的粪便呈暗绿色。

4. 粪便的气味

正常粪便因含有蛋白质的分解产物，如吲哚、粪臭素、硫化氢、氨、靛基质等而产生臭味，素食者的粪便臭味轻，肉食者的粪便臭味重。

二、日常如何通过观察粪便判断健康状况

通过识别疾病标志性粪便，能让我们提高警惕，及时发现身体发出的"报警"信号，尽早察觉可能存在的疾患。如鲜便血可能是痔疮、肛裂、结直肠癌等疾病的表现；水样便可能提示肠道感染性疾病、食物中毒等；黏液脓血便可能与炎症性肠病、肠结核等疾病有关；柏油样便可能提示上消化道出血；陶土样便可能与胆囊结石、胆管癌等有关；细便可能提示直肠癌、直肠息肉等疾病；米汤样便可能是霍乱的特征之一。

1. 粪便量的异常

当胃肠道、胰腺、肝胆有炎症或功能紊乱时，因炎症渗出、肠蠕动加快及消化吸收功能不良，排便次数和排便量有不同程度的增多。如果排便次数少但排便量增多，多见于肠道上段病变；如果排便次数增多但每次排便量减少，则多为肠道下段病变。

2. 粪便性状的异常

（1）米泔样便：呈白色淘米水样，含有黏液片块，常见于霍乱、副霍乱。

（2）黏液便：小肠病变时，黏液混于粪便中；大肠病变时，黏液附着在粪便表面，提示肠道炎症或受刺激，肿瘤或便秘，某些细菌性痢疾。

（3）胨状便：呈黏胨状、膜状或纽带状，常见于过敏性肠炎、慢性细菌性痢疾。

（4）脓血便：呈脓样、脓血样、黏液血样，可见于黏液脓血样细菌性痢疾、阿米巴痢疾、结肠癌、肠结核、溃疡性结肠炎。

（5）乳凝块便：呈黄白色乳凝块或蛋花样，常见于婴儿消化不良、婴儿腹泻。

（6）变形便：球形硬便见于习惯性便秘、老年人排便无力；细条、扁片状变形便见于肠痉挛、直肠或肛门狭窄；细铅笔状变形便，见于肠痉挛、肛裂、痔疮、直肠癌。

（7）稀汁便：脓样稀汁便多含有膜状物，见于假膜性肠炎；洗肉水样稀汁便见于副溶血性弧菌食物中毒；红豆汤样稀汁便见于出血性小肠炎；稀水样稀汁便见于艾滋病伴肠道隐孢子虫感染。

3. 粪便颜色的异常

（1）白陶土色：食用大量脂肪时可能出现，胆胰疾病导致胆道梗阻时也可出现。

（2）红色：食用大量番茄、火龙果，或服用药物（如利福平）等时可出现，结直肠肿瘤、痔疮、肛裂、肠息肉等病理情况时也可见。

（3）果酱色：食用大量咖啡、巧克力、桑葚等，阿米巴痢疾、肠套叠等病理情况也可出现。

（4）柏油色：日常食用动物血、肝脏和铁剂等；病理情况下见于上消化道出血。

（5）绿色：可见于食用大量绿色蔬菜时，消化不良、有肠道炎症或服用某些药

物时也可出现。

4. 粪便气味的异常

（1）恶臭：见于慢性肠炎、胰腺疾病、消化道大出血、结肠或直肠癌溃烂时，未消化的蛋白质发生腐败，会产生恶臭气味。

（2）酸臭：由脂肪、糖类消化不良或吸收不良，脂肪酸分解或糖发酵所致。

（3）腥臭：见于阿米巴肠炎。

5. 粪便寄生虫及结石

肠道寄生虫感染时，粪便中可能出现蛔虫、绦虫、蛲虫等或其片段，肉眼即可发现，若发现应及时就医治疗。粪便中还可发现胆石、粪石、胰石和肠结石等，最常见的为胆石，多见于服用排胆石药物或行碎石术之后。

三、日常生活中我们应该如何做

1. 健康饮食和排便

首先，为了保持排便正常，应该注意合理健康的饮食，每天保证饮水量充足，有助于预防便秘。其次，应摄入足量的膳食纤维，促进肠道蠕动、增加粪便体积。再次，应避免过多摄入高糖、高盐、高脂食物，减少加工食物的摄入。最后，排便时间应控制在5～10分钟，避免排便时阅读书籍或浏览手机，避免久坐、久站，防止盆底压力长期过大。上述措施都有助于维持肠道健康，确保排便通畅。

2. 注意排便次数

一般来说，每天排便1～3次，或每2～3天排便1次被视为正常，这主要取决于个体的饮食、生活习惯、身体状况等多种因素。如果每天排便超过3次，且大便不成形或呈稀水样，则提示可能存在腹泻或肠道疾病的情况。相反，如果每周排便少于3次，并且排便时伴有费力、排不尽感、粪便干硬的情况，则提示存在便秘问题。

3. 注意粪便性状

从表16-1布里斯托大便分类法中可知，1型、2型表示有便秘，3型、4型是较理想的便形，4型大便最易排出，5—7型提示可能有腹泻。日常生活中，注意大便量、颜色、性状、气味变化，当大便性状有改变时，需排查饮食情况、生活习惯、药物等的影响，及时识别可能的疾病状态。

4. 注意排便过程

正常的排便过程应伴随舒适感，通常表现为排便无明显疼痛，通畅，可有轻微的压力感，排便后会有排空的轻松感。而不正常的排便过程则表现为排便时的腹部疼痛、肛周会阴部剧痛、大便不易排出、有排不尽感，这些都提示可能存在潜在的健康问题。

四、总结

通过观察和了解大便的变化，我们可以更好地掌握自己的健康状况，及时调整生活方式，预防和治疗可能出现的健康问题。

五、思考与讨论

（1）除了大便常规+潜血检查，你还知道哪些其他针对粪便异常的检查？这些检查与大便常规+潜血检查相比，各自有哪些优缺点？

（2）日常生活中，我们应该如何预防便秘？当排便习惯改变时，我们应该注意什么？

参考文献：

［1］万学红，卢雪峰.诊断学［M］.9版.北京：人民卫生出版社，2018.

［2］LEWIS S J，HEATON K W. Stool form scale as a useful guide to intestinal transit time［J］. Scandinavian journal of gastroenterology，1997，32（9）：920－924.

［3］CHUMPITAZI B P，LANE M M，CZYZEWSKI D I，et al. Creation and initial evaluation of a stool form scale for children［J］. Journal of pediatrics，2010，157（4）：594－597.

第十七章 致命的肚子痛
——急腹症

肚子痛是日常生活中常见的症状，大多数人可能会将其归因于消化不良、肠胃炎或其他轻微的胃肠道问题。然而，有些肚子痛可能是致命的，尤其是当它突然发作且伴随剧烈疼痛时。这种剧烈的腹痛可能是急腹症的表现，而急腹症是一种需要紧急医疗干预的严重疾病。本章将详细介绍急腹症的定义、病因、诊断、治疗以及预防措施，帮助大家更好地理解这一潜在的致命疾病。

一、急腹症的定义与分类

急腹症是指突然发作的剧烈腹痛，通常需要紧急医疗干预。急腹症并不是一种单一的疾病，而是一组可能涉及腹部多个器官的急性疾病的总称。根据病因和发病机制，急腹症可以分为以下五类。

(1) 炎症性急腹症：如急性阑尾炎、急性胆囊炎、急性胰腺炎等。
(2) 穿孔性急腹症：如胃穿孔、肠穿孔等。
(3) 梗阻性急腹症：如肠梗阻、胆道梗阻等。
(4) 出血性急腹症：如消化道出血、腹腔内出血等。
(5) 缺血性急腹症：如肠系膜缺血、肠扭转等。

二、急腹症的常见病因

急腹症的病因多种多样，涉及腹部多个器官和系统。以下是急腹症的一些常见的病因：

(1) 急性阑尾炎。阑尾是位于盲肠末端的一个小器官，急性阑尾炎是急腹症中最常见的病因之一。阑尾炎的典型症状是右下腹疼痛，常伴有发热、恶心和呕吐。

(2) 急性胆囊炎。胆囊是储存胆汁的器官，急性胆囊炎通常由胆囊结石引起。患者会出现右上腹剧烈疼痛，常伴有发热和黄疸。

(3) 急性胰腺炎。胰腺是分泌消化酶和胰岛素的器官，急性胰腺炎通常由胆道疾病或酗酒引起。患者会出现上腹部剧烈疼痛，常伴有恶心、呕吐和腹胀。

(4) 胃穿孔。胃穿孔通常由胃溃疡引起，胃酸和消化液渗入腹腔，导致严重的腹膜炎。患者会出现突发性上腹部剧痛，常伴有腹肌紧张和压痛。

(5) 肠梗阻。肠梗阻是指肠道内容物无法正常通过，通常由肠粘连、肿瘤或疝气引起。患者会出现阵发性腹痛、腹胀、呕吐和停止排便排气。

(6) 消化道出血。消化道出血可能由胃溃疡、食管静脉曲张或肠道肿瘤引起。

患者会出现呕血、黑便或血便，严重时可能导致休克。

（7）肠系膜缺血。肠系膜缺血是指肠道血液供应不足，通常由动脉栓塞或血栓形成引起。患者会出现突发性剧烈腹痛，常伴有腹泻和血便。

三、急腹症的临床表现

急腹症的临床表现因病因不同而有所差异，但通常包括以下六个方面：

（1）腹痛。腹痛是急腹症的主要症状，疼痛的性质、部位和程度因病因不同而有所差异。例如，急性阑尾炎的疼痛通常位于右下腹，而急性胰腺炎的疼痛则位于上腹部并向背部放射。

（2）恶心和呕吐。恶心和呕吐是急腹症的常见伴随症状，尤其是在炎症性和梗阻性急腹症中较为明显。

（3）发热。发热通常提示存在感染或炎症，如急性阑尾炎、急性胆囊炎等。

（4）腹胀。腹胀常见于肠梗阻和急性胰腺炎，通常由肠道气体和液体积聚引起。

（5）腹膜刺激征。腹膜刺激征是指腹部压痛、反跳痛和腹肌紧张，通常提示存在腹膜炎，如胃穿孔或肠穿孔等情况。

（6）休克。休克是急腹症的严重并发症，通常由大量出血或严重感染引起。患者会出现血压下降、心率加快、意识模糊等症状。

四、急腹症的诊断

急腹症的诊断需要结合病史、体格检查和辅助检查。以下是一些常用的诊断方法：

（1）病史采集。医生会详细询问患者腹痛的性质、部位、持续时间、伴随症状以及既往病史。例如，急性阑尾炎患者通常有右下腹疼痛和发热的病史，而急性胰腺炎患者可能有酗酒或胆道疾病的病史。

（2）体格检查。医生会进行详细的腹部检查，包括触诊、叩诊和听诊。腹膜刺激征是急腹症的重要体征，提示存在腹膜炎。

（3）实验室检查。实验室检查包括血常规、尿常规、肝功能、肾功能、电解质、淀粉酶和脂肪酶等项目。例如，急性胰腺炎患者的血清淀粉酶和脂肪酶水平通常会显著升高。

（4）影像学检查。影像学检查是急腹症诊断的重要手段，常用的检查方法包括腹部X线、超声、CT和MRI。例如，腹部X线可以显示肠梗阻的气液平面，超声可以显示胆囊结石和胆囊壁增厚，CT可以显示胃肠穿孔胰腺炎和腹腔脓肿。

（5）内镜检查。内镜检查主要用于诊断消化道出血。例如，胃镜可以显示胃溃疡和食管静脉曲张，结肠镜可以显示结肠肿瘤和炎症。

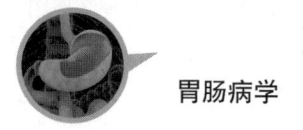

五、急腹症的治疗

急腹症的治疗原则是尽早诊断、及时治疗，以防止病情恶化和并发症的发生。治疗方法包括药物治疗、手术治疗和支持治疗。

（1）药物治疗。药物治疗主要用于控制感染、缓解疼痛和纠正电解质紊乱。例如，急性阑尾炎和急性胆囊炎患者通常需要使用抗生素控制感染，急性胰腺炎患者需要使用镇痛药物缓解疼痛。

（2）手术治疗。手术治疗是急腹症的主要治疗手段，尤其适用于穿孔性、梗阻性和出血性急腹症。例如，急性阑尾炎患者需要进行阑尾切除术，胃穿孔患者需要进行胃修补术，肠梗阻患者需要进行肠切除或肠吻合术。

（3）支持治疗。支持治疗包括补液、纠正电解质紊乱和营养支持。例如，急性胰腺炎患者需要进行静脉补液和营养支持，以防止脱水和营养不良。

六、急腹症的并发症

急腹症如果不及时治疗，可能会导致严重的并发症，甚至危及生命。以下是一些常见的急腹症的并发症：

（1）腹膜炎。腹膜炎是指腹膜的炎症，通常由胃肠道穿孔引起。表现为严重的腹痛、发热和腹肌紧张，如果不及时治疗，可能会导致感染性休克。

（2）感染性休克。感染性休克是严重感染导致的全身性炎症反应综合征，患者会出现血压下降、心率加快、意识模糊等症状，是急腹症的严重并发症，死亡率较高。

（3）多器官功能衰竭。急腹症如果导致严重的感染或出血，可能会引发多器官功能衰竭，包括肾功能衰竭、肝功能衰竭和呼吸功能衰竭等，是最严重的并发症之一，死亡率极高。

七、急腹症的预后

急腹症的预后取决于病因、诊断和治疗的及时性。一般来说，早期诊断和及时治疗可以显著改善急腹症的预后。例如，急性阑尾炎如果及时进行手术切除，预后通常良好；而如果延误治疗，可能会导致阑尾穿孔和腹膜炎，预后较差。

八、急腹症的研究进展

近年来，随着医学技术的进步，急腹症的诊断和治疗取得了显著进展。以下是一些急腹症研究的最新进展：

（1）影像学技术的进步。随着 CT、MRI 和超声技术的进步，急腹症的诊断准确

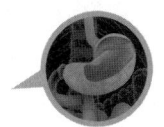

性显著提高。例如,高分辨率 CT 可以清晰地显示腹腔内的微小病变,帮助医生早期诊断急腹症。

(2) 微创手术技术的应用。微创手术技术在急腹症治疗中的应用越来越广泛。例如,腹腔镜手术可以用于急性阑尾炎和胆囊炎的治疗,具有创伤小、恢复快的优点。

(3) 新型药物的研发。近年来,一些新型药物在急腹症治疗中展现出良好的效果。例如,新型抗生素可以更有效地控制感染,新型镇痛药物可以更好地缓解疼痛。

九、急腹症的预防

急腹症的预防主要包括以下四个方面:

(1) 健康饮食。保持健康的饮食习惯,避免暴饮暴食和高脂肪饮食,可以减少胆囊炎和胰腺炎的发生。

(2) 戒烟限酒。戒烟和限制酒精摄入可以减少胃溃疡和胰腺炎的发生。

(3) 定期体检。定期进行体检,尤其是腹部超声和胃肠镜检查,可以早期发现胃肠道疾病,从而预防急腹症的发生。

(4) 及时治疗慢性疾病。及时治疗胃溃疡、胆道疾病和肠道肿瘤等慢性疾病,可以防止其发展为急腹症。

十、总结

急腹症是一种需要紧急医疗干预的严重疾病,病因复杂,临床表现多样。早期诊断和及时治疗是防止病情恶化、减少并发症发生的关键。通过健康饮食、戒烟限酒、定期体检和及时治疗慢性疾病等措施,可以有效预防急腹症的发生。希望本章能够帮助读者更好地认识急腹症,并在日常生活中采取积极的预防措施,维护自己的健康。

十一、思考与讨论

(1) 在急腹症的诊断过程中,哪些辅助检查最为关键?为什么?

(2) 在急腹症的治疗中,手术治疗和药物治疗各自的作用是什么?如何平衡两者的使用?

(3) 在急腹症的预防措施中,哪些是最容易被忽视的?如何提高公众对这些预防措施的重视?

参考文献:

[1] 张启明. 急腹症的临床诊治进展 [J]. 中华消化杂志,2020,40 (6):411-416.

［2］李兆良.急腹症的临床诊断与治疗［J］.中华外科杂志，2018，56（8）：555-559.

［3］CHEN Y, ZHANG Y, LI X, et al. The clinical diagnosis and management of acute abdomen: a review［J］. Journal of clinical gastroenterology, 2020, 54（7）: 560-568.

［4］RUHL C E, EVERHART J E. The epidemiology of acute abdominal pain in the United States: a population-based study［J］. American journal of gastroenterology, 2018, 113（9）: 1461-1468.

［5］WANG Z, LI H, ZHANG Z. Advances in the diagnosis and management of acute appendicitis［J］. Surgical clinics of north america, 2019, 99（6）: 1091-1103.

［6］张琳.急腹症患者的围术期管理［J］.中华内科杂志，2021，60（1）：56-60.

［7］SORRENTINO L, MAZZITELLI M, PRATO G, et al. Management of gastrointestinal perforations and abdominal sepsis: a comprehensive review［J］. World journal of gastroenterology, 2019, 25（13）: 1571-1580.

［8］ZHAO Y, HE Y, ZHANG X, et al. Clinical outcome of surgical treatment of acute intestinal obstruction［J］. Chinese journal of surgery, 2020, 58（4）: 239-245.

［9］MCCAULEY R L, DEROSA D A. Clinical presentation and diagnostic evaluation of acute abdomen［J］. Journal of mergency medicine, 2020, 58（5）: 763-774.

第十八章 消化道肿瘤会遗传吗
——遗传性胃癌

胃癌作为消化道常见的恶性肿瘤之一,其发病率在全球范围内居高不下。随着人们健康意识的提升,越来越多的人开始关注到胃癌可能与遗传因素有关。然而,对于遗传性胃癌的具体情况,许多人仍然知之甚少。本章将详细介绍遗传性胃癌的相关知识,帮助大家更好地认识这一疾病,进而采取有效的预防措施。

一、遗传性胃癌的基本概念

遗传性胃癌是指由遗传因素致使胃癌易感性增加的疾病。与散发性胃癌不同,遗传性胃癌的发生与家族遗传背景密切相关,占胃癌的1%~3%。研究表明,胃癌具有一定的家族聚集性,如果家族中有胃癌患者,其他成员患胃癌的风险也会相应增加。不过,这种家族聚集性并非完全由遗传因素导致,还可能与共同的生活环境和饮食习惯有关,但遗传因素在其中扮演的角色不可忽视。

家族遗传性胃癌为常染色体显性遗传病,大多有较明确的致病基因变异,并在家族中代代相传,主要包括三大综合征:遗传性弥漫型胃癌(hereditary diffuse gastric cancer,HDGC)、胃腺癌伴近端多发息肉(gastric adenocarcinoma and proximal polyposis of the stomach,GAPPS)及家族性肠型胃癌(familial intestinal gastric cancer,FIGC)。上述综合征均以胃癌为主要临床表现。

遗传性胃癌的发生与基因突变密切相关。正常情况下,人体细胞内的基因负责调控细胞的生长、分化和凋亡。当某些基因发生突变时,细胞的正常生理功能可能会受到干扰,从而导致细胞异常增殖,最终形成肿瘤。在遗传性胃癌中,一些特定的基因突变会在家族中传递,使得家族成员的胃癌发病风险显著高于普通人群。

二、遗传性胃癌的发病机制

(一)基因突变的类型

遗传性胃癌的发生与多种基因突变有关。其中,最常见的是 *CDH*1 基因突变。*CDH*1 基因编码的 E-钙黏蛋白是一种细胞黏附分子,对于维持细胞间的正常黏附和组织结构的完整性具有重要作用。当 *CDH*1 基因发生突变时,E-钙黏蛋白的功能受损,细胞间的黏附能力减弱,细胞更容易脱落并发生转移。此外,*CDH*1 基因突变还会影响细胞内的信号传导通路,促进细胞的异常增殖,从而增加胃癌的发生风险。

除了 *CDH*1 基因突变外,其他一些基因的突变也与遗传性胃癌的发生有关。例

如，*BRCA*1/2 基因突变。*BRCA*1/2 基因在 DNA 损伤修复过程中发挥着关键作用。当这些基因发生突变时，细胞的 DNA 损伤修复能力下降，导致基因组的不稳定性增加，细胞更容易发生癌变。此外，*TP*53 基因突变也与遗传性胃癌的发生有关。*TP*53 基因编码的 p53 蛋白是一种重要的肿瘤抑制因子，能够调控细胞周期的进程和细胞凋亡。当 *TP*53 基因发生突变时，p53 蛋白的功能丧失，细胞的增殖失去控制，从而增加了胃癌的发生风险。

（二）基因突变的遗传方式

遗传性胃癌的基因突变主要通过常染色体显性遗传的方式在家族中遗传。这意味着，如果家族中存在携带致病基因突变的个体，其子女有 50% 的概率继承该突变基因。一旦继承了致病基因突变，个体患胃癌的风险将显著增加。然而，并非所有携带致病基因突变的个体都会发展为胃癌。这是因为基因突变只是胃癌发生的内因，环境因素和生活方式也在胃癌的发生过程中起着重要作用。例如，长期摄入高盐、腌制和熏制食品，以及被幽门螺杆菌感染等，都会增加胃癌的发生风险。因此，即使家族中有胃癌患者，只要采取健康的生活方式和积极的预防措施，仍然可以降低胃癌的发病风险。

三、遗传性胃癌的临床表现

遗传性胃癌的临床表现与散发性胃癌相似，早期症状往往不明显，容易被忽视。随着病情的进展，患者可能会出现以下症状。

（一）上腹部不适

上腹部不适是胃癌最常见的早期症状之一。患者可能会感到上腹部隐痛、胀满或不适，尤其是在进食后症状加重。这种不适感通常没有明显的规律性，容易被误认为是消化不良或胃炎等常见疾病。然而，如果这种不适感持续存在，且逐渐加重，就需要警惕胃癌的可能性。

（二）食欲减退

食欲减退也是胃癌常见的早期症状之一。患者可能会出现食欲不振、进食后饱胀感明显等情况。这种食欲减退可能是胃癌细胞的生长和代谢产物的积累，影响了患者的食欲中枢，导致食欲下降。此外，胃癌患者还可能会出现恶心、呕吐等症状，进一步加重食欲减退的情况。

第十八章 消化道肿瘤会遗传吗——遗传性胃癌

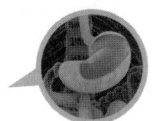

（三）消瘦和乏力

随着胃癌病情的进展，患者可能会出现消瘦和乏力的症状。这是因为胃癌细胞的生长需要消耗大量的营养物质，导致患者体重下降。此外，胃癌患者还可能会出现贫血的症状，进一步加重乏力感。贫血的发生可能与胃癌细胞侵犯胃黏膜，导致慢性失血有关。

（四）黑便和呕血

黑便和呕血是胃癌较为严重的症状之一，提示胃癌可能已经侵犯到胃部的血管。黑便是由于胃内出血，血液在胃内经过胃酸的作用后，形成黑色的粪便；呕血则是由于胃内出血量较大，血液通过呕吐的方式排出体外。如果出现黑便或呕血，需要立即就医，进行进一步的检查和治疗。

（五）腹部肿块

在胃癌晚期，患者可能会在上腹部触及肿块。这是因为胃癌细胞不断增殖，形成较大的肿瘤。当肿瘤增大到一定程度时，可以在腹部触及。腹部肿块的出现提示胃癌已经进入晚期，治疗难度较大，预后较差。

综合文献报道，可以将遗传性胃癌的特点归纳为下述五项：

（1）常染色体显性遗传且不完全外显，突变基因外显率为70%～80%。

（2）发病年龄早，文献报道发病年龄范围为14～84岁，平均发病年龄38岁，呈现早发的特征。

（3）肿瘤分化差：病理类型以低分化腺癌、印戒细胞癌为主，Lauren分型多为弥漫型。

（4）内镜早期诊断困难：表现为黏膜下层浸润并呈散在分布，胃镜下常难以取到肿瘤组织，需随机、多点取材并做病理检查。

（5）多伴发胃外肿瘤：最常见为结肠癌以及女性乳腺癌，其他胃外肿瘤包括食管癌、肝癌、肺癌、白血病、子宫内膜癌以及前列腺癌等。

四、遗传性胃癌的诊断

（一）家族史调查

家族史调查是诊断遗传性胃癌的重要手段之一。通过详细询问患者的家族病史，了解家族中是否有胃癌或其他消化道肿瘤患者，以及患者的发病年龄等情况，可以初步判断患者是否具有遗传性胃癌的家族背景。如果家族中有多个亲属患有胃癌，或者

亲属的发病年龄较早，就需要高度警惕遗传性胃癌的可能性。

（二）基因检测

基因检测是诊断遗传性胃癌的关键环节。通过检测患者血液或组织中的相关基因，可以明确是否存在致病基因突变。目前，常用的基因检测方法包括全外显子测序（whole exome sequencing，WES）和靶向基因测序。全外显子测序可以检测到包括 *CDH*1、*BRCA*1/2、*TP*53 等在内的多种基因的突变情况，有助于全面评估患者的遗传性胃癌风险。靶向基因测序则是针对特定的基因进行检测，具有检测速度快、成本低等优点。通过基因检测，不仅可以明确患者的遗传性胃癌诊断，还可以为患者的亲属提供遗传咨询和风险评估。

（三）内镜检查

内镜检查是胃癌诊断的重要手段之一，对于遗传性胃癌的诊断同样具有重要意义。通过胃镜检查，可以直接观察胃黏膜的形态和病变情况，发现早期胃癌或癌前病变。在遗传性胃癌的高危人群中，定期进行胃镜检查可以早期发现胃癌，从而提高胃癌的治愈率和生存率。此外，内镜检查还可以结合活检病理检查，进一步明确病变的性质和程度。

（四）影像学检查

影像学检查在遗传性胃癌的诊断中也发挥着重要作用。常用的影像学检查方法包括腹部超声、CT 扫描和 MRI 检查。腹部超声可以观察胃壁的厚度和肿瘤的大小，对于早期胃癌的诊断有一定的帮助。CT 扫描和 MRI 检查则可以更清晰地显示胃癌的范围、侵犯深度，以及是否存在淋巴结转移或远处转移。通过影像学检查，可以为胃癌的分期和治疗方案的选择提供重要依据。

五、遗传性胃癌的治疗

（一）手术治疗

手术治疗是遗传性胃癌的主要治疗方法之一。对于早期胃癌患者，手术切除肿瘤是治愈的关键。手术方式包括胃部分切除术和全胃切除术。胃部分切除术适用于肿瘤局限在胃的一部分且未侵犯胃壁全层的患者，手术创伤相对较小，术后患者的胃肠功能恢复较快。全胃切除术则适用于肿瘤范围较大或已经侵犯胃壁全层的患者，手术可以彻底切除肿瘤，但术后患者的胃肠功能恢复较慢，需要长期进行营养支持和康复治疗。

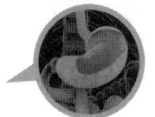

(二)化疗

化疗是遗传性胃癌治疗的重要辅助手段。对于晚期胃癌患者或手术后有复发风险的患者,化疗可以杀死残留的癌细胞,从而延长患者的生存期。常用的化疗药物包括氟尿嘧啶、顺铂、奥沙利铂等。化疗方案的选择需要根据患者的具体情况,如肿瘤的分期、病理类型、基因突变情况等进行个体化制订。近年来,随着靶向治疗和免疫治疗的不断发展,化疗在胃癌治疗中的地位也逐渐发生了变化。靶向治疗药物如曲妥珠单抗等可以针对特定的基因突变靶点发挥作用,提高治疗效果。免疫治疗药物如帕博利珠单抗等,则可以通过激活患者自身的免疫系统攻击癌细胞,为胃癌的治疗带来了新的希望。

(三)放疗

放疗在遗传性胃癌的治疗中应用相对较少,主要用于局部晚期胃癌或手术后有局部复发风险的患者。放疗通过高能量的射线杀死癌细胞,缩小肿瘤体积,减轻患者的症状。然而,放疗对正常组织也有一定的损伤,因此在治疗过程中需要严格控制放疗剂量和照射范围,以减少放疗的副作用。

(四)内镜下治疗

内镜下治疗是近年来发展起来的一种微创治疗方法,适用于早期胃癌或癌前病变的患者。内镜下治疗主要包括内镜下黏膜切除术(endoscopic mucosal resection,EMR)和内镜下黏膜剥离术(endoscopic submucosal dissection,ESD)。EMR适用于病变范围较小且局限于黏膜层的患者,通过内镜将病变黏膜切除。ESD则适用于病变范围较大或已经侵犯黏膜下层的患者,通过内镜将病变黏膜和黏膜下层完整剥离。内镜下治疗具有创伤小、恢复快、并发症少等优点,但需要由经验丰富的内镜医师进行操作,以确保治疗的安全性和有效性。

六、遗传性胃癌的预防

(一)健康饮食

健康饮食是预防遗传性胃癌的重要措施之一。研究表明,长期摄入高盐、腌制和熏制食品会增加胃癌的发生风险。因此,建议减少这些食品的摄入,多吃新鲜蔬菜和水果,增加膳食纤维的摄入。此外,适量摄入富含维生素C、维生素E和硒等抗氧化剂的食物,如柑橘类水果、坚果等,也有助于降低胃癌的发生风险。

（二）戒烟限酒

吸烟和饮酒是胃癌的危险因素之一。吸烟会增加胃癌的发生风险，尤其是对于携带遗传性胃癌基因突变的个体。因此，建议戒烟，避免长期暴露于二手烟环境中。此外，长期过量饮酒也会对胃黏膜造成损伤，增加胃癌的发生风险。建议限制饮酒，男性每天饮酒量不超过 2 个标准饮酒单位，女性每天饮酒量不超过 1 个标准饮酒单位。

（三）定期体检

对于遗传性胃癌的高危人群，如家族中有胃癌患者或携带致病基因突变的个体，建议定期进行体检。体检项目包括胃镜检查、幽门螺杆菌检测等。胃镜检查可以早期发现胃癌或癌前病变，提高胃癌的治愈率和生存率。幽门螺杆菌感染是胃癌的重要危险因素之一，通过检测并及时根除幽门螺杆菌感染，可以降低胃癌的发生风险。建议高危人群每 1~2 年进行一次胃镜检查，以便早期发现病变并及时进行治疗。

（四）遗传咨询

对于携带遗传性胃癌基因突变的个体，建议进行遗传咨询。遗传咨询可以帮助患者了解遗传性胃癌的发病机制、遗传风险和预防措施，为患者及其家属提供专业的指导和建议。通过遗传咨询，患者可以更好地了解自身的遗传风险，进而采取有效的预防措施，降低胃癌的发生风险。此外，遗传咨询还可以为患者的亲属提供遗传风险评估，帮助他们决定是否进行基因检测和定期体检。

七、遗传性胃癌的预后

遗传性胃癌的预后与多种因素有关，包括肿瘤的分期、治疗方法、患者的年龄和身体状况等。早期胃癌患者经过手术切除后，5 年生存率可以达到 90% 以上。然而，对于晚期胃癌患者，预后较差，5 年生存率通常低于 30%。因此，早期发现和治疗是提高遗传性胃癌患者生存率和生活质量的关键。

近年来，随着诊断技术和治疗方法的不断进步，遗传性胃癌的预后也有所改善。靶向治疗和免疫治疗的出现为晚期胃癌患者带来了新的希望。通过个体化的治疗方案，可以延长患者的生存期，提高患者的生活质量。此外，对于遗传性胃癌的高危人群，通过定期体检和早期干预，也可以降低胃癌的发病率和死亡率。

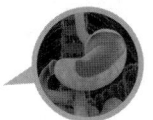

八、总结

遗传性胃癌是一种与遗传因素密切相关的胃癌类型,其发病机制复杂,受多种基因突变和环境因素的共同影响。通过家族史调查、基因检测、内镜检查和影像学检查等手段,可以早期诊断遗传性胃癌。手术治疗、化疗、放疗和内镜下治疗是遗传性胃癌的主要治疗方法。此外,健康饮食、戒烟限酒、定期体检和遗传咨询等措施可以有效预防遗传性胃癌的发生。虽然遗传性胃癌的预后与多种因素有关,但早期发现和治疗是提高患者生存率和生活质量的关键。希望本章的介绍能够帮助大家更好地认识遗传性胃癌,采取有效的预防和治疗措施,降低遗传性胃癌的发生风险,提高患者的生活质量。

九、思考与讨论

(1)遗传性胃癌的筛查策略:目前,对于遗传性胃癌的筛查主要依赖于家族史调查和基因检测。然而,基因检测的成本较高,且检测结果的解读需要专业的遗传咨询师参与。如何制定更加经济、有效的遗传性胃癌筛查策略,以便在高危人群中早期发现胃癌,是一个值得探讨的问题。

(2)遗传性胃癌的预防措施:虽然健康饮食、戒烟限酒和定期体检等措施可以降低遗传性胃癌的发生风险,但对于携带致病基因突变的个体,这些措施是否足够有效仍需进一步研究。此外,探索是否有其他新的预防措施或药物,以进一步降低遗传性胃癌的发生风险,也是一个值得研究的方向。

(3)遗传性胃癌的治疗进展:近年来,靶向治疗和免疫治疗在胃癌治疗中取得了显著进展。然而,对于遗传性胃癌患者,这些治疗方法的效果是否与散发性胃癌患者相同,仍需进一步研究。此外,如何根据遗传性胃癌的基因突变特点,制订更加精准的治疗方案,也是一个重要的研究方向。

参考文献:

[1] 崔建新(综述),陈凛(审校). 遗传性胃癌、家族聚集性胃癌诊疗进展[J]. 解放军医学院学报,2013(10):1089-1091.

[2] 赫捷,陈万青,李兆申,等. 中国胃癌筛查与早诊早治指南(2022,北京)[J]. 中华消化外科杂志,2022,21(7):827-851.

[3] OLIVEIRA C, PINHEIRO H, FIGUEIREDO J, et al. Familial gastric cancer: genetic susceptibility, pathology, and implications for management [J]. The lancet oncology,2015,16(2):e60-e70.

[4] BLAIR V R, MCLEOD M, CARNEIRO F, et al. Hereditary diffuse gastric

cancer:updated clinical practice guidelines [J]. The lancet oncology, 2020, 21 (8): e386-e397.

[5] 中国抗癌协会家族遗传性肿瘤专业委员会. 中国家族遗传性肿瘤临床诊疗专家共识 (2021年版) (3) ——家族遗传性胃癌 [J]. 中国肿瘤临床, 2021, 48 (24): 1248-1252.

第十九章 消化道肿瘤会遗传吗
——遗传性结直肠癌

结直肠癌是全球第三大常见癌症,也是癌症相关死亡的第二大原因,其导致的疾病负担极为严重,已成为全球性重大公共卫生问题。然而,许多人对结直肠癌的了解仍然有限,尤其对其是否具有遗传性存在诸多疑问。本章将通过探讨遗传性结直肠癌的相关知识,帮助大家更好地了解这一疾病。

一、遗传性结直肠癌的定义与特点

结直肠癌(colorectal cancer,CRC)是指发生在结肠或直肠部位的恶性肿瘤,是消化系统中最常见的恶性肿瘤之一。结直肠癌的发生是一个多因素、多步骤的复杂过程,涉及遗传因素和环境因素的相互作用。在所有结直肠癌患者中,5%~10%的患者属于遗传性结直肠癌,其发病与基因突变密切相关。与散发性结直肠癌相比,遗传性结直肠癌具有家族聚集性、发病年龄早、多原发癌倾向的特点。

二、遗传性结直肠癌的分类

遗传性结直肠癌根据有无息肉大致可分为两类:一类是以息肉病为特征,包括家族性腺瘤性息肉病(familial adenomatous polyposis,FAP)、遗传性色素沉着消化道息肉病综合征(Peutz-Jeghers syndrome,PJS)、幼年性息肉综合征(juvenile polyposis syndrome,JPS)和锯齿状息肉病综合征(serrated polyposis syndrome,SPS)等;另一类为非息肉病性结直肠癌,其中Lynch综合征是重要代表。

(一)息肉病性综合征

FAP是一种常染色体显性遗传病,由*APC*基因突变引起。患者通常在青少年时期起病,可出现便血、腹泻、腹痛等症状。根据息肉数量,可分为经典型(结直肠腺瘤性息肉的数量≥100)和衰减型(结直肠腺瘤性息肉的数量<100)两种。

其他的息肉病性综合征包括PJS、JPS、SPS等。PJS由*LKB*1(*STK*11)基因突变引起,特征为皮肤黏膜色素斑和胃肠道多发错构瘤息肉。JPS由*BMPR1A*或*SMAD4*基因突变引起,以胃肠道多发幼年性息肉为特征。SPS以结肠内多发锯齿状息肉为特征,可能与多种基因突变相关。

（二）非息肉病性综合征

非息肉病性综合征主要为 Lynch 综合征 [也称遗传性非息肉性结直肠癌，hereditary nonpolyposis colorectal cancer，HNPCC)]，是一种常染色体显性遗传病，由 DNA 错配修复基因（MMR 基因）突变引起。Lynch 综合征占所有结直肠癌患者的 2%～4%，是最常见的遗传性结直肠癌综合征。患者不仅患结直肠癌的风险显著增加（比普通人群高 20～30 倍），还容易患子宫内膜癌、卵巢癌、胃癌等多种肿瘤。

三、遗传性结直肠癌的筛查与诊断

早期筛查和诊断对于遗传性结直肠癌的治疗和预后至关重要。常用的筛查和诊断方法如下：

（一）家族史评估

详细的家族史是筛查遗传性结直肠癌的重要线索。如果家族中有多个亲属患有结直肠癌，或者发病年龄较早，应高度怀疑遗传性结直肠癌的可能。对于有家族史的高危人群，建议尽早进行定期筛查。

（二）结肠镜检查

结肠镜检查是筛查结直肠癌的"金标准"。对于有遗传性结直肠癌家族史的高危人群，建议早期进行结肠镜检查，一般每 1～2 年检查一次。结肠镜检查可以直接观察结肠和直肠的黏膜情况，发现息肉、溃疡、肿瘤等病变，同时进行活检病理检查，明确病变的性质。早期发现结直肠癌并及时治疗，可以显著提高患者的生存率。

（三）基因检测

基因检测是确诊遗传性结直肠癌的关键手段。通过检测 APC 基因、MMR 基因等与遗传性结直肠癌相关的基因，明确是否存在基因突变。基因检测不仅可以帮助诊断遗传性结直肠癌，还可以为患者的亲属提供遗传咨询，评估患病风险。对于确诊的遗传性结直肠癌患者，基因检测还可以指导治疗方案的选择。

四、遗传性结直肠癌的治疗与预后

遗传性结直肠癌的治疗主要包括手术治疗、化疗、放疗和靶向治疗等。治疗方案的选择需要根据患者的病情、肿瘤的分期、基因突变类型等因素综合考虑。

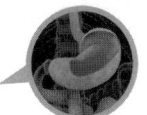

第十九章 消化道肿瘤会遗传吗——遗传性结直肠癌

（一）手术治疗

手术切除是治疗遗传性结直肠癌的主要方法。对于早期发现的结直肠癌，手术切除肿瘤可以达到根治的效果。对于 FAP 患者，预防性结肠切除术是目前最有效的治疗方法，可以显著降低结直肠癌的发病率。术后患者仍需要定期进行随访检查，以监测有无复发或转移情况。

（二）化疗

化疗是治疗遗传性结直肠癌的重要辅助手段。对于晚期或转移性结直肠癌患者，化疗可以缩小肿瘤体积，缓解症状，延长患者的生存时间。化疗方案的选择需要根据患者的具体情况和肿瘤的基因突变类型进行个体化调整。

（三）放疗

放疗主要用于治疗局部晚期或复发性结直肠癌患者。放疗可以杀死肿瘤细胞，缩小肿瘤体积，减轻患者的症状，提高手术切除率。放疗的方式包括术前放疗、术后放疗和姑息性放疗等。术前放疗可以缩小肿瘤，使原本不能切除的肿瘤具备可切除的条件；术后放疗可以减少局部复发的风险。

（四）靶向治疗

靶向治疗药物可以特异性地作用于肿瘤细胞的特定靶点，抑制肿瘤细胞的生长和增殖。对于某些具有特定基因突变的遗传性结直肠癌患者，靶向治疗可以取得较好的治疗效果。

遗传性结直肠癌患者的预后与多种因素有关，包括肿瘤的分期、治疗方案的选择、患者的基因突变类型等。早期发现并及时治疗的遗传性结直肠癌患者，其生存率可以显著提高。然而，对于晚期或转移性遗传性结直肠癌患者，预后相对较差。因此，早期筛查和诊断对于改善遗传性结直肠癌患者的预后至关重要。

五、如何预防遗传性结直肠癌

虽然遗传性结直肠癌具有一定的遗传倾向，但可以通过一些措施降低其发病风险。以下是具体的预防建议：

（一）定期体检

对于有遗传性结直肠癌家族史的高危人群，建议从年轻时开始定期进行体检，包括结肠镜检查、基因检测等。定期体检可以早期发现病变，以便及时进行治疗，降低结直肠癌的发病率。

（二）健康饮食

饮食在结直肠癌的发生中起着重要作用。建议多食用富含膳食纤维的食物，如蔬菜、水果、全谷物等，减少高脂肪、高蛋白、低纤维饮食的摄入。此外，还应限制红肉和加工肉类的摄入，因为这些食物中的某些成分可能会增加结直肠癌的发病风险。

（三）戒烟限酒

吸烟和饮酒是结直肠癌的危险因素。吸烟会增加多种癌症的发病风险，包括结直肠癌。烟草中的有害物质可以通过血液循环进入肠道，对肠道黏膜造成损伤，刺激细胞癌变。酒精的代谢产物乙醛具有致癌性，长期大量饮酒会增加结直肠癌的发病风险。

（四）遗传咨询

对于有遗传性结直肠癌家族史的人群，建议进行遗传咨询。遗传咨询师可以为患者及其亲属提供详细的遗传信息，评估他们的患病风险，并提供相应的预防建议。对于存在基因突变的患者，遗传咨询师可以建议其亲属进行基因检测，以便早期发现携带者并采取相应的预防措施。

六、思考与讨论

（1）针对遗传性结直肠癌的高危人群，如何制订个性化的筛查和监测方案？
（2）如何提高高危人群对遗传性结直肠癌筛查的依从性？

参考文献：

[1] TOMITA N, ISHIDA H, TANAKAYA K, et al. Japanese society for cancer of the colon and rectum (JSCCR) guidelines 2020 for the clinical practice of hereditary colorectal cancer [J]. International journal of clinical oncology, 2021, 26 (8): 1353-1419.

［2］KIM J C, BODMER W F. Genotypic and phenotypic characteristics of hereditary colorectal cancer ［J］. Annals of coloproctology, 2021, 37 (6): 368-381.

［3］LI C, SONG W, XU Y, et al. A one-stop approach to diagnosing hereditary colorectal cancer in the Chinese population ［J］. Journal of gastroenterology and hepatology, 2023, 38 (11): 1980-1987.

［4］练佳韦,刘颖春,余红平. 结直肠癌的全球流行情况、危险因素及归因疾病负担研究进展［J］. 中国癌症防治杂志, 2024, 16 (1): 1-9.

［5］李干斌,王振军,韩加刚. 遗传性结直肠癌的诊治现状［J］. 中华胃肠外科杂志, 2022, 25(6): 546-551.